専門医のための
遷延性・慢性咳嗽の
診断と治療に関する指針

2021年度版

NPO法人日本咳嗽学会

査読委員： 藤村　政樹 （理事長）

新実　彰男 （副理事長・編集委員会委員長）

内藤　健晴 （理事）

石浦　嘉久 （理事・編集委員会委員）

松本　久子 （理事・編集委員会委員）

海老原　覚 （評議員・編集委員会委員）

山田武千代 （評議員・編集委員会委員）

小川　晴彦 （評議員）

鈴木　猛司 （評議員）

原　　丈介 （評議員）

藤森　勝也 （評議員）

外部評価委員： 金子　　猛 （日本呼吸器学会、横浜市立大学）

（敬称略） 迎　　　寛 （日本呼吸器学会、長崎大学）

尾長谷　靖 （日本呼吸器学会、長崎大学）

前田書店／金沢

目次と執筆者

I. 遷延性・慢性咳嗽の序論

1. 本指針作成の背景と目的

　長引く咳嗽（遷延性・慢性咳嗽）を患う成人は本邦では全人口の 3.5% と推測され[1]、その身体的、精神的、社会的苦痛のために医療機関を受診する患者が増加し、国民、医療者側共に遷延性・慢性咳嗽に関心が高まっている。欧米では 1989 年以来、原因疾患と治療に関しての臨床研究が進んでおり、本邦でも欧米の成績と照らし合わせながら、臨床研究を展開してきた。そして、欧米で報告されている疾患の概念や頻度が、本邦での実状に合わないことが認識されるようになり、この領域に関心を持つ臨床研究医が増加してきた。このような背景から、個々の臨床研究医が遷延性・慢性咳嗽の各種原因疾患に関する臨床成績を持ち寄り、意見を交換し、最大公約数的なコンセンサスの形成、それぞれの疾患における咳嗽発症機序の解明、およびより有効な治療法の開発を目的として、「咳嗽研究会」と「アトピー咳嗽研究会」が創設され、1999 年に「日本咳嗽研究会」へと統合された。本研究会の世話人を中心として 2001 年にコンセンサスレポート「慢性咳嗽の診断と治療の指針」をまとめ、2005 年には改訂版として第二版を発刊した。

　一方、日本呼吸器学会では、呼吸器内科医や一般内科医を対象として、2005 年に「咳嗽に関するガイドライン」を発刊し、2012 年に改訂版の「第二版」を発刊した。そして、2019 年に対象領域を広げて「咳嗽・喀痰の診療ガイドライン 2019」を発刊した。

　日本咳嗽研究会では、「慢性咳嗽の診断と治療の指針　第二版」発刊後は財政的な制限もあり、改訂作業を始めることができなかったが、この 15 年間で遷延性・慢性咳嗽の原因疾患の病態がさらに解明されてきた。そこで、現在までの主観が混ざった治療的診断から客観的な病態的診断へと進歩する時期に差し掛かった感がある。さらに、本研究会は 2018 年に「NPO 法人日本咳嗽学会」へと発展した。そこで、日本咳嗽学会の評議員を中心として、対象領域を成人の遷延性・慢性咳嗽に限定し、咳嗽専門医を対象とした「専門医のための遷延性・慢性咳嗽の診断と治療に関する指針」を作成・発刊することになった。この領域は、多くの研究成績が報告されているものの、研究対象者の選択基準が研究者毎に異なっており、集計してエビデンスとして取り扱うことが困難である。そこで、本指針では敢えてエビデンスレベルの記載はしないこととした。各疾患の病態を捉えて診断する病態的診断が理想ではあるが、現時点では咳嗽に特化した検査を実施できる施設は限られており、本指針では、従来からの治療的診断と将来に向けた病態的診断の両者を記載することにした。

　本「専門医のための遷延性・慢性咳嗽の診断と治療に関する指針」は、あくまで本学会のコンセンサスレポートであり、今後のエビデンスの蓄積によって改訂されるべきものであり、またそれぞれの臨床家の診療を規定するものではないことを強調する。咳嗽専門医である先生方、咳嗽専門医を目指す先生方には、是非とも、気になる記載や研究成績の追試から始めて、エビデンスの蓄積に貢献して頂きたいと切望する。

文献
1. Fujimura M. Frequency of Persistent Cough and Trends in Seeking Medical Care and Treatment -- Results of an Internet Survey in Japan. Allergology International 61: 573-581, 2012

2. 咳嗽の病態生理学
―咳嗽のメカニズムとその異常―

1）咳嗽の生理学

　気道の炎症、異物や痰などの貯留物が溜まることにより咳受容体が刺激され、主気管支以降の気道への刺激は舌咽神経や上喉頭神経などの求心性神経を介して、さらに喉頭から主気管支への刺激は迷走神経求心路により、迷走神経の上神経節である経静脈神経節を介して延髄脳幹部に存在する呼吸中枢内の咳中枢に伝わる[1]。その後、迷走神経、横隔神経などの遠心性神経を介して横隔膜や胸郭の筋肉に情報が伝わり、急激な胸腔内圧の上昇に伴う強力な呼気

努力が生じることで、咳嗽反射が発現する。咳嗽反射の末梢から中枢への伝達経路は、主として有髄神経であるＡδ線維によると考えられており、Ａδ線維の末梢神経終末には、咳の刺激を受容する感覚受容器、いわゆる咳受容体の１つである rapidly adapting receptors（RARs）が存在する。RARs は気道上皮においては粘液などの機械的な刺激を主として受容するが、citric acid などによる化学的な刺激も受容する[2]。ヒトにおける証明はまだされていないものの、モルモットにおいて、RARs は気道平滑筋にも存在すると考えられており、気道平滑筋の収縮によっても刺激され、咳嗽反射を惹起する[3]。

　一方で、Ａδ線維の興奮性を調節するものとしてＣ線維が知られている。Ｃ線維は主としてカプサイシンなどの化学物質の刺激を受容する。Ｃ線維が活性化すると、Ｃ線維末端からサブスタンスＰ、ニューロキニンなどのタキキニン類やプロスタグランジン類が放出され、それらが直接的に RARs を刺激することによりＡδ線維の興奮性が上昇し、咳嗽反射の亢進が引き起こされると考えられている[2]。

２）生理的咳嗽と病的咳嗽

　咳嗽には大きく分けて、湿性咳嗽と乾性咳嗽がある。湿性咳嗽は気道内の分泌物などの異物を体外へ排泄するための生体防御反応による生理的咳嗽であり、むやみに止めることは好ましくない。湿性咳嗽の場合、気道の過分泌の制御や、分泌物の性状を正常化することによって症状が改善する。さらに、咳受容体の感受性はほぼ正常であることから、気道内分泌物による咳受容体の過剰な刺激によって咳嗽が誘発されると考えられる。

　一方、乾性咳嗽は気道内分泌物による咳受容体の直接的な刺激によらない咳嗽であり、咳嗽のみが起こり苦痛となる病的咳嗽に分類され、治療により抑制することが必要となる。乾性咳嗽の原因には、咳受容体の感受性亢進と気管支平滑筋収縮による咳嗽反応の亢進の２つが挙げられる。気管支平滑筋の収縮がトリガーとなって発生する咳嗽が咳喘息における乾性咳嗽のメカニズムと考えられている。この病態においては、咳受容体の感受性は正常であり、咳嗽が軽快しても咳受容体の感受性は変化しないことが知られている。しかし、咳受容体の感受性が亢進していない咳喘息では気管支平滑筋収縮が主因であることがわかっている。咳受容体の感受性亢進は、

吸気の温度変化や弱い刺激物質（受動喫煙や線香の煙など）などで咳嗽が発生する状態である。咳受容体の感受性亢進が原因となる咳嗽は、気管支喘息や咳喘息以外のアトピー咳嗽等の乾性咳嗽であり、咳嗽が軽快した状態においては咳受容体の感受性も正常化していることが特徴である。咳感受性の亢進機序は多岐にわたっており、その理解が慢性咳嗽の診断治療にとって重要である。

３）咳感受性の調節機構とその異常

　先にも述べたが、咳嗽に関与する RARs などに対する気道への粘液や機械的な刺激は主としてＡδ線維を介して中枢に伝えられ、咳嗽反射を引き起こす。したがって、病的咳嗽の生理機序を理解するには、咳感受性の調節にとって重要なＡδ線維およびその終末受容器である RARs の興奮性調節機序を理解する必要がある。その調節に関与する受容体及びイオンチャネルを表１にまとめた。また、これら受容体及びイオンチャネルによる咳感受性調節機序を下記にまとめた（図１）。

(1) 内因性アナンダミドとＮＯの関与

　トウガラシ成分で咳嗽誘発物質のカプサイシンはその受容体である Transient potential vanilloid receptor 1 (TRPV1) に結合することで、Ｃ線維終末からのサブスタンスＰなどのタキキニン類の放出を介して、RARs を刺激することによりＡδ線維の興奮性の上昇、すなわち咳感受性の亢進を引き起こす。したがって、咳感受性の亢進に重要な役割を持つＣ線維の活性化に TRPV1 が関与していることは疑いもない。TRPV1 の内因性活性化物質の１つとしてアナンダミドがあるが、このアナンダミドは、Ｃ線維終末の細胞膜上に存在するトランスポーターを介して細胞内に取り込まれ、細胞膜の内側に結合領域を持つ TRPV1 を興奮させ、タキキニン類の放出を促進させことが報告されている[4]。モルモットにアナンダミドを吸入させると咳嗽反射が誘発され、この咳嗽反射が選択的 TRPV1 拮抗薬により抑制されることから、内因性アナンダミドが TRPV1 の刺激を介してＣ線維を興奮させ、タキキニン放出を増大させ、咳嗽を誘発させる可能性が示されている[5]。

　一方、TRPV1 発現細胞を用いた検討において、ＮＯがアナンダミドの細胞内への取り込み及び

表1　咳感受性の調節に関与する受容体、イオンチャネル

C 線維を介してAd線維（RARs）の興奮性を調節
Anandamide Transporter
TRPV1
Nitric Oxide (NO)
Acid sensing ion channels (ASICs)
Transient receptor potential ankyrin 1 (TRPA1)
voltage-sensitive Na⁺ channel
直接的にAd線維（RARs）の興奮性を調節
ATP Receptors （P2X3, P2X4 receptors）
Histamine

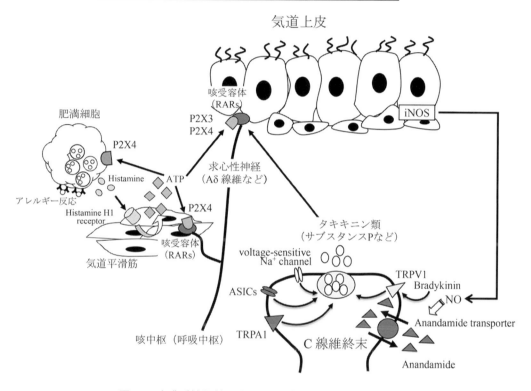

図1　咳感受性調節における受容体・イオンチャネルの関与

TRPV1 を介した Ca^{2+} 流入量を増加させることが報告されている[6]。気管支喘息患者などの気道炎症性疾患患者の呼気中 NO 濃度が、健常者に比べ増加していることや、健康成人喫煙者に比べ、慢性閉塞性肺疾患患者の肺胞中 NO 産生量も増加していることが報告されている[7]。これらのことから、咳感受性の亢進機序の１つに、増加した NO が、気道のC線維終末におけるアナンダミドトランスポーターを活性化し、その結果、アナンダミドによる TRPV1 の感受性の亢進を介してタキキニン放出を増大させている可能性が考えられる。

(2) テトロドトキシン抵抗性 Na⁺ チャネルの関与

　リグノカインやメキシレチンなどの電位依存性 Na⁺ チャネル阻害作用を持つ局所麻酔薬が鎮咳作用を持つことが知られている。電位依存性 Na⁺ チャネルのなかでもテトロドトキシン（TTX）抵抗性 Na⁺ チャネルは気道の求心性神経細胞、特にカプサイシン感受性神経細胞上に発現している[8]。電位依存性 Na⁺ チャネル開口薬のフェンバレレートをマウスに吸入させることにより咳嗽が誘発され、吸入濃度に依存して咳嗽数が増加する[5]。さらに、単独では咳嗽反射を誘発しない低濃度のフェンバレレートを吸入前処置しておくと、カプサイシン誘発咳嗽数が、対照群と比べ増加する。また、フェンバレレートにより誘発される咳嗽数はテトロドトキシンにより影響を受けないことも明らかになっている[9]。したがって、電位依存性 Na⁺ チャネルのなかでも TTX 抵抗性 Na⁺ チャネルが咳嗽誘発、特にC線維を介した咳感受性亢進において重要な役割を果たしている。

3

(3) シクロオキシゲナーゼの関与

プロスタグランジン類はアラキドン酸からシクロオキシゲナーゼ（COX）の酵素反応により生合成される。シクロオキシゲナーゼ（COX）には、構成型（COX1）と誘導型（COX2）の2種類のアイソフォームが存在する。喘息患者や慢性閉塞性肺疾患者といった気道炎症性疾患患者の気道上皮においてCOX2の誘導が増加していることが報告されている[10,11]。

また、COX2により産生されるPGE_2あるいは$PGF_2\alpha$の事前吸入がカプサイシン誘発咳嗽反射を増強することが報告されている[12-14]。また、COX2の選択的阻害薬がカプサイシン誘発咳嗽反射を抑制するとともに、カプサイシンによるサブスタンスPの遊離を抑制することも明らかとなっている[15]。したがって、気道炎症時に増加したCOX2がプロスタグランジン類、特にPGE_2あるいは$PGF_2\alpha$の生成を促進し、C線維終末に存在するそれぞれの受容体（EP2あるいはEP4受容体）の刺激を介して、C線維終末よりのタキキニンの放出を増大させ、RARsの感受性を亢進させ、咳嗽反射の誘発を引き起こす可能性が考えられる。

(4) Transient receptor potential ankyrin 1 (TRPA1) およびプロトン感受性イオンチャネル (acid sensing ion channels: ASICs) の関与

TRPA1は侵害性温度付近の冷刺激（17℃以下）で活性化される冷受容体チャネルで、感覚神経にのみ発現し、TRPV1と共発現している。TRPA1は車の排気ガス、たばこの煙などに反応することから、咳嗽反射発現への関連も考えられる。事実、モルモットにTRPA1アゴニストのallyl isothiocyanateを吸入させることにより咳嗽反射が誘発され、その咳嗽数は吸入濃度に依存して増加し、TRPA1選択的アンタゴニストのHC-30031により抑制される[16]。

さらに、allyl isothiocyanateの吸入により誘発される咳嗽はTRPV1アンタゴニストのカプサゼピンでは抑制されないが、C線維を脱感作したモルモットでは咳嗽が誘発されなくなる。したがって、TRPA1はC線維上にTRPV1と共発現しているものの、TRPV1とは独立して咳嗽反射の誘発に寄与しているものと考えられる。

一方、プロトンにより活性化されるASICs（acid-sensing ion channels）も気道においてはC線維上に局在しているもののTRPA1と同様にTRPV1非依存的に活性化される。マウスに酸性リン酸緩衝液（pH5.0）を吸入することで、pH6.9の生理食塩水の吸入により引き起こされる咳嗽数より明らかに多い咳嗽数が誘発され、ASICsの阻害薬であるアミロライドの事前吸入により酸性リン酸緩衝液により誘発される咳嗽数を濃度依存的に抑制される。これらの結果は、ASICsを活性化することで咳嗽が誘発されることを強く示唆している。

(5) ATP の関与

ATPは後根神経節(DRG)ニューロン、後角ニューロン、脊髄ミクログリアおよび上位中枢神経系などに発現する様々なタイプのATP受容体を介して痛み情報伝達に多様に関与していることが明らかになっている[17]。一方、呼吸器系においてはATP受容体タイプのうち、イオンチャネル型のP2X3およびP2X4受容体が気道上皮、また、気道平滑筋においてはP2X4受容体が他のP2X受容体サブタイプに比べ優位に発現していることが明らかにされている[18-20]。また、ATPがRARsの求心性活動を興奮させることも報告されており[21]、咳嗽反射の調節にATP P2X3およびP2X4受容体が関与している可能性が考えられる。モルモットにクエン酸の吸入前にATPを吸入させることにより，クエン酸誘発咳嗽数はATPの濃度に依存して増加した。ATPにより増加した咳嗽数は$P2X_{1-7}$タイプ受容体拮抗薬であるTNP-ATPにより減少したものの、Gタンパク質共役型のP2Yタイプ受容体拮抗薬のreactive blue2(RB2)にはなんら影響を受けなかった。また、カプサイシンの慢性投与によりC線維を脱感作させたモルモットにおいても、ATPはクエン酸により誘発した咳嗽数を増加させた。これらのことから、ATPは気道上のATP受容体、特にP2X3およびP2X4受容体サブタイプを介して、RARsの感受性を亢進させ咳嗽反射を増加させている可能性が考えられる[22]。アトピー咳嗽あるいは花粉症や喉頭アレルギーを有する患者における遷延性咳嗽の治療に抗ヒスタミン薬が奏効することが知られている。しかし、抗ヒスタミン薬のそれら咳嗽に対する鎮咳機序については不明な点が多いが、抗ヒスタミン薬の鎮咳機序とATPによる咳嗽亢進に関連があるデータがある[23]。ヒスタミンはその吸入濃度に依存して0.1Mクエン酸誘発咳嗽数を増加させるが、その

増加は抗ヒスタミン薬のフェキソフェナジンあるいは P2X$_{1-7}$ 受容体拮抗薬の TNP-ATP により拮抗される。気道平滑筋ではないものの、ヒスタミンが精管平滑筋からの ATP の遊離を促進することが報告されている[24]。さらに、ATP がヒト肥満細胞からの anti-IgE 刺激によるヒスタミン遊離を促進することが報告[25]されており、肥満細胞からのヒスタミン遊離が ATP P2X4 受容体ノックアウトにより抑制されることも報告されている[26]。また、気道炎症時に気道上皮における P2X4 受容体の発現が増加することが明らかにされている[18]。これらのことから、アレルギー反応により遊離されたヒスタミンが、気道平滑筋のヒスタミン H$_1$ 受容体を介して ATP を遊離し、その ATP が RARs の感受性を亢進させ咳嗽反射を増加させていると考えられる。さらに、ATP が P2X4 受容体を介して肥満細胞からヒスタミン遊離を増加させるといった悪循環が起こり咳嗽をさらに遷延化させていると考えられる。

現在、新規末梢性鎮咳薬として ATP P2X3 あるいは P2X4 受容体阻害薬の開発が国内外の製薬企業により進められているが、ATP による咳感受性亢進機序を考えると、P2X4 受容体阻害薬が P2X3 受容体阻害薬に比べ、より多様な作用点により鎮咳作用を示す可能性が考えられる。

4）おわりに

慢性咳嗽には種々の病態があるものの、その病因のほとんどが図 1 に示した咳嗽誘発に関与する末梢神経系の知覚過敏にある。慢性咳嗽、特に咳受容体の感受性が亢進した病態においては C 線維の活性化が咳嗽反射亢進に重要である。今後、さらに末梢における咳嗽発現に関与する受容体の感受性亢進機序を検討することにより、慢性咳嗽の病因を明らかにでき、より良い治療法・治療薬の発展に寄与できるものと期待する。

文献

1. Farrell MJ, Bautista TG, Liang E, Azzollini D, Egan GF, Mazzone SB: Evidence for multiple bulbar and higher brain circuits processing sensory inputs from the respiratory system in humans, J Physiol, 598, 5771-5787, 2020.

2. Widdicombe JG: Advances in understanding and treatment of cough, Monaldi Arch Chest Dis, 54, 275-279, 1999

3. Ohkura N, Fujimura M, Hara J, Ohsawa M, Kamei J, Nakao N: Bronchoconstriction-triggered cough in conscious guinea pigs. Exp Lung Res, 35, 296-306, 2009.

4. Di Marzo V, Bisogno T, De Petrocellis L: Anandamide: some like it hot. Trends Pharmacol Sci, 22, 346-349, 2001.

5. Kamei J, Yoshikawa Y, Saitoh A: Effect of N-arachidonoyl-(2-methyl-4-hydroxyphenyl) amine (VDM11), an anandamide transporter inhibitor, on capsaicin-induced cough in mice. Cough 2, 2, 2006

6. De Petrocellis L, Bisogno T, Maccarrone M, Davis JB, Finazzi-Agro A, Di Marzo V: The activity of anandamide at vanilloid VR1 receptors requires facilitated transport across the cell membrane and is limited by intracellular metabolism. J Biol Chem. 276, 12856-12863, 2001.

7. Lehtimaki L, Kankaanranta H, Saarelainen S, Annila I, Aine T, Nieminen R, Moilanen E: Bronchial nitric oxide is related to symptom relief during fluticasone treatment in COPD. Eur Resp J. 35, 72-78, 2010.

8. Kwong K, Carr MJ, Gibbard A, Savage TJ, Singh K, Jing J, Meeker S, Undem BJ: Voltage-gated sodium channel in nociceptive versus non-nociceptive nodose vagal sensory neurons innervating guinea pig lungs. J Physiol, 586, 1321-1336, 2008.

9. Kamei J, Nakanishi Y, Ishikawa Y, Hayashi SS, Asato M, Ohsawa M: Possible involvement of tetrodotoxin-resistant sodium channels in cough reflex. Eur J Pharmacol, 652, 117-120, 2011.

10. Range SP, Pang L, Holland E, Knox AJ: Selectivity of cyclo-oxygenase inhibitors in human pulmonary epithelial and smooth muscle cells. Eur Respir J. 15, 751-756, 2000.

11. Martey CA, Pollock SJ, Turner CK, O'Reilly KM, Baglole CJ, Phipps RP, Sime PJ: Cigarette smoke induces cyclooxygenase-2 and microsomal prostaglandin E2 synthase in human lung fibroblasts: implications for lung inflammation and cancer. Am J Physiol Lung Cell Mol Physiol. 287, L981-L991, 2004.

12. Choudry NB, Fuller RW, Pride NB: Sensitivity of

the human cough reflex: effect of inflammatory mediators prostaglandin E2, bradykinin, and histamine. Am Rev Respir Dis. 140, 137-141, 1989.

13. Nichol G, Nix A, Barnes PJ, Chung KF: Prostaglandin F2 alpha enhancement of capsaicin induced cough in man: modulation by beta 2 adrenergic and anticholinergic drugs. Thorax 45, 694-698, 1990.

14. Fujimura M, Kamio Y, Kasahara K, Bando T, Hashimoto T, Matsuda T: Prostanoids and cough response to capsaicin in asthma and chronic bronchitis. Eur Respir J. 8, 1499-1505, 1995.

15. Kamei J, Matsunawa Y, Saitoh A: Antitussive effect of NS-398, a selective cyclooxygenase-2 inhibitor, in guinea pigs. Eur J Pharmacol. 497, 233-239, 2004.

16. Andrè E, Gatti R, Trevisani M, Preti D, Baraldi PG, Patacchini R, Geppetti P: Transient receptor potential ankyrin receptor 1 is a novel target for pro-tussive agents. Br J Pharmacol, 158, 1621-1628, 2009.

17. 井上和秀：ATP と痛み．日薬理誌, 127, 166-170, 2006.

18. Winkelmann VE, Thompson KE, Neuland K, Jaramillo AM, Fois G, Schmidt H, Wittekindt OH, Han W, Tuvim MJ, Dickey BF, Dietl P, Frick M: Inflammation-induced upregulation of P2X$_4$ expression augments mucin secretion in airway epithelia. J Physiol Lung Cell Mol Physiol, 316, L58–L70, 2019

19. Yamamoto, Y, Nakamura N: Morphology of P2X3-immunoreactive nerve endings in the rat tracheal mucosa. J. Comp. Neurol. 526, 550-556, 2018

20. Gui Y, Wang Z, Sun X, Walsh MP, Li JJ, Gao J, Zheng X: Uridine adenosine tetraphosphate induces contraction of airway smooth muscle. Am. J. Physiol. Lung Cell Mol. Physiol. 301, L789-794, 2011

21. Canning BJ, Mazzone SB, Meeker SN, Mori N, Reynolds SM, Undem BJ: Identification of the tracheal and laryngeal afferent neurones mediating cough in anaesthetized guinea-pigs. J Physiol, 557, 543-558, 2004

22. Kamei J, Takahashi Y, Yoshikawa Y, Saitoh A: Involvement of P2X receptor subtypes in ATP-induced enhancement of the cough reflex sensitivity. Eur J Pharmacol, 528,158-161, 2005.

23. Kamei J, Takahashi Y: Involvement of ionotropic purinergic receptors in the histamine-induced enhancement of the cough reflex sensitivity in guinea pigs. Eur J Pharmacol, 547, 160-164, 2006.

24. Tamesue S, Sato C, Katsuragi T: ATP release caused by bradykinin, substance P and histamine from intact and cultured smooth muscles of guinea-pig vas deferens. Naunyn Schmiedebergs Arch Pharmacol, 357, 240-244, 1998.

25. Schulman ES, Glaum MC, Post T, Wang Y, Raible DG, Mohanty J, Butterfield JH, Pelleg A: ATP modulates anti-IgE-induced release of histamine from human lung mast cells. Am J Respir Cell Mol Biol, 20, 530-537, 1999.

26. Yoshida K, Ito, M, Sato N, Obayashi K, Yamamoto K, Koizumi S, Tanaka S, Furuta K, Matsuoka S: Extracellular ATP Augments Antigen-Induced Murine Mast Cell Degranulation and Allergic Responses via P2X4 Receptor Activation. J Immunol, 20, 43077-43085, 2020

3. 咳嗽の持続期間、性状の定義

1）咳嗽の持続期間

　咳嗽は持続期間により、3週間未満の急性咳嗽、3週間以上8週間未満の遷延性咳嗽、8週間以上の慢性咳嗽に分類する[1,2]。これは持続期間により咳嗽の原因疾患が異なるためであり、持続期間が長くなるにつれて感染症の頻度は低下する（図1）。

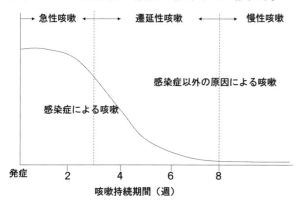

図1　症状持続期間と感染症による咳嗽の比率
急性咳嗽は感染症による比率が高いが、慢性咳嗽では極めて低くなる。遷延性咳嗽はその中間型である。

（1）急性咳嗽

　急性咳嗽の原因疾患は多岐にわたる。臨床的に遭遇する頻度がもっとも高いのはウイルス性の感冒を含む気道の感染症である。しかし慢性咳嗽の原因疾患である喘息や咳喘息の患者が発症早期に急性咳嗽として受診する場合もあるので留意する[3]。

（2）遷延性咳嗽

　持続期間が3週間以上8週間未満の咳嗽についてIrwinらは亜急性咳嗽 (subacute cough) としている[4]。しかし一般に亜急性とは月単位の経過を指すことが多いため、本邦では遷延性咳嗽 (prolonged cough) と定義されている[1]。

（3）慢性咳嗽

　遷延性咳嗽の原因疾患として最も多いかぜ症候群（感染）後咳嗽（感染性咳嗽）のほとんどは8週間以内に軽快する[5]。このため慢性咳嗽においては感染症そのものが原因となることはまれであり病的咳嗽としての意義が高くなる。すなわち慢性咳嗽は自然治癒が難しく、専門医による適切な診断と治療が必要である。

2）咳嗽の性状

　咳嗽は喀痰の有無によって、喀痰を伴わないか少量の粘液性喀痰のみを伴う乾性咳嗽と、咳嗽のたびに喀痰を伴い、その喀痰を喀出するために生じる湿性咳嗽とに分類される。

（1）乾性咳嗽

　乾性咳嗽においては咳嗽そのものが苦痛となる病的咳嗽であるため、咳嗽そのものが診断と治療の対象となる。

（2）湿性咳嗽

　湿性咳嗽は生体防御機構としての生理的咳嗽として惹起される。このため診断と治療の対象は気道の過分泌となる。

3）慢性咳嗽の原因疾患の内訳

　慢性咳嗽の原因疾患の内訳は国や地域による差が大きいため、解釈にはその論文の背景に注意する必要がある。欧米と本邦における慢性咳嗽の原因疾患の頻度を表1に示す[6-14]。

　Irwinらによる欧米での報告では、胸部単純X線写真と胸部聴診所見が正常である狭義の慢性咳嗽の原因として成人で頻度が高いとされてきた咳喘息、

表1　欧米と本邦における慢性咳嗽の原因疾患の頻度（％）

著者（報告年/国）	症例数	咳喘息/喘息	鼻炎/後鼻漏	GERD	COPD	アトピー咳嗽	感染後咳嗽	SBS	不明	好酸球性気管支炎・その他
Irwin RS (1981/USA)[5]	49	25+α*1	29+α*1	10	12					6.1
*2Poe RH (1989/USA)[6]	139	33	28	5	7.2				12	8.6
O'Connel F(1994/英国)[7]	87	10	34	32			10		22	
Niimi A (2004/英国)[8]	50	26	17	10					40	
Fujimura M (2005/日本)[9]	248	36		2		29		17		
*2Matsumoto H (2007/日本)[10]	100	62		8		17	7	9	4	
*1 Niimi A (2013/日本)[11]	166	71		4	8	8	2	2		
*2Dabrowska (2015/Poland)[12]	131	25	46	62	8					36
Watanabe K (2016/日本)[13]	111	46	2	2		5	14	1	30	

＊1 後鼻漏と喘息を合併した例が＋αで18％存在する、＊2 複数カウント

胃食道逆流症、後鼻漏のうち、後2者の頻度は日本では慢性咳嗽の原因疾患としては必ずしも高くはない。上部消化管内視鏡検査、24時間食道 pH モニタリング、24時間下咽頭食道インピーダンス・pH モニタリングに基づかずプロトンポンプ阻害薬 (proton pump inhibitor; PPI) の有効性のみにより胃食道逆流症を診断している一部の施設では、PPI 発売後に胃食道逆流症による咳嗽の頻度が増加している。

しかし動物実験では亢進した咳感受性を減弱させる効果は PPI にはあるもののヒスタミン H2 受容体拮抗薬にはない [15] ことを考慮すると、PPI の効果のみを根拠とした診断ではなく病態学的なアプローチを進める必要がある。また本邦で多いとされる咳喘息、アトピー咳嗽、副鼻腔気管支症候群のうち後2者は国や地域によるばらつきが大きいことにも留意する必要がある。表2に咳嗽の原因・原因疾患の一覧を示した。

表2 咳嗽の原因・原因疾患の一覧

原因疾患または原因	咳嗽の性状	咳嗽の持続	特異的治療法
1. 咳喘息	乾性	急性〜慢性	気管支拡張薬、吸入ステロイド
2. アトピー咳嗽	乾性	急性〜慢性	ヒスタミン H1- 拮抗薬、吸入ステロイド
3. 副鼻腔気管支症候群 （び漫性気管支拡張症など）	湿性	急性〜慢性	14,15 員環マクロライド、去痰薬
4. 小気管支粘液栓形成症候群	湿性	急性〜慢性	全身ステロイド＋抗真菌薬
5. 亜急性細菌性副鼻腔炎	咳払い	急性〜遷延性	抗菌薬
6. 百日咳	乾性	急性〜遷延性	抗菌薬 *
7. 肺炎クラミジア		急性〜遷延性	抗菌薬 *
8. マイコプラズマ		急性〜遷延性	抗菌薬 *
9. 胃食道逆流症	乾性	急性〜慢性	プロトンポンプ阻害薬、食事指導
10. 心因性・習慣性咳嗽	乾性	急性〜慢性	診療内科的治療
11. 薬剤性	乾性	急性〜慢性	原因薬剤の中止
12. 慢性気管支炎	湿性	急性〜慢性	禁煙または刺激物質の除去・回避
13. 後鼻漏症候群	咳払い **	急性〜慢性	鼻・副鼻腔の治療
14. 気管・気管支の腫瘍	不定	急性〜慢性	摘出、摘除
15. 気管・気管支の結核	不定	急性〜慢性	抗結核化学療法
16. 気道内異物	不定	急性〜慢性	摘出、摘除
17. 間質性肺炎	乾性	急性〜慢性	なし（対症的）
18. その他の稀な疾患・原因（気管支漏、浸潤性粘液性腺癌など）			

* すでに抗菌薬投与が投与されている場合には特異的治療はなく、対症療法となる。

** 欧米では、乾性咳嗽を呈すると報告されている。

文献

1. 咳嗽・喀痰の診療ガイドライン 2019. 日本呼吸器学会咳嗽・喀痰の診療ガイドライン 2019 作成委員会(編). 東京：メディカルレビュー社 ;2019.

2. Irwin RS, French CL, Chang AB, et al. CHEST Expert Cough Panel. Classification of Cough as a Symptom in Adults and Management Algorithms: CHEST Guideline and Expert Panel Report. Chest. 2018; 153: 196-209.

3. Tajiri T et al. The causes of acute cough: a tertiary-care hospital study in Japan. J Asthma. 2020 Aug 17:1-7. Online ahead of print

4. Irwin RS, Madison JM. The diagnosis and treatment of cough N Engl J Med. 2000 Dec 7;343(23):1715-1721.

5. Kwon NH, Oh MJ, Min TH, et al. Causes and clinical features of subacute cough. Chest. 2006; 129: 1142-1147.

6. Irwin RS, et al. chronic persistent cough in the adult; the spectrum and frequency of causes and successful out

come of specific therapy. Am Rev Respiir Dis 1981; 123: 413-417.

7. Poe RH, Harder RV, Israel RH, et al. Chronic persistent cough. Experience in diagnosis and outcome using an anatomic diagnostic proto- col. Chest. 1989;95:723-8.

8. O'Connell F, Thomas VE, Pride NB, et al. Capsaicin cough sensitivity decreases with successful treatment of chronic cough. Am J Respir Crit Care Med. 1994;150:374-80.

9. Niimi A, Nguyen LT, Usmani O, et al. Reduced pH and chloride levels in exhaled breath condensate of patients with chronic cough. Thorax. 2004;59:608-12.

10. Fujimura M, Abo M, Ogawa H, et al. Importance of atopic cough, cough variant asthma and sino-bronchial syndrome as causes of chronic cough in

the Hokuriku area of Japan. Respirology. 2005;10: 2017.

11. Matsumoto H, Niimi A, Takemura M, et al. Prevalence and clinica manifestations of gastro-oesophageal reflux-associated chronic cough in the Japanese population. Cough. 2007;3:1.

12. Niimi A, Ohbayashi H, Sagara H, et al. Cough variant and cough-predominant asthma are major causes of persistent cough:a multi-center study in Japan. J Asthma. 2013;50:932-7.

13. Da browska M, Grabczak EM, Arcimowicz M, et al.Causes of Chronic Cough in Non-smoking Patients. Adv Exp Med Biol. 2015;873: 25-33.

14. Watanabe K, Shinkai M, Shinoda M, et al. Measurement of eNO with portable analyser might improve the management of persistent cough at primary care practice in Japan. Clin Respir J. 2016;10: 380-8.

15. Oribe Y, Fujimura M, Kita T,et al. Attenuating effect of H+K+ATPase inhibitors on airway cough hypersensitivity induced by allergic airway inflammation in guinea-pigs. Clin Exp Allergy. 2005 Mar;35(3):262-7. doi: 10.1111/j.1365-2222.2005.02158.x.

4. 咳嗽の診断に有用な検査

1）画像検査

（1）胸部単純X線

　咳嗽の原因は多岐にわたり、ほぼ全ての呼吸器疾患が原因になり得る。肺炎、肺癌、間質性肺炎、肺結核、肺塞栓症など重篤化し得る疾患の除外のために、1~2週間以上持続する咳嗽患者ではまず胸部単純X線写真（正面像と側面像）を撮影する[1]。慢性咳嗽の診断には、胸部単純X線を必ず撮影する[2]。急性咳嗽においても、血痰、息切れ、発熱、胸痛、体重減少などを伴う場合には、必ず胸部単純X線を撮影する[2]。胸部単純X線にて異常が認められる場合には、特異的な治療を行う。側面像は肺容積の評価や中葉・舌区の病変検出のためにも必要である。

（2）胸部CT、HRCT

　一般的な咳嗽治療を行っても咳嗽が軽快しない場合に、胸部CT[3]やHRCT[2]を積極的に考慮する。胸部CTにて、気管支壁肥厚、気管支拡張、分岐粒状陰影、すりガラス小斑状～結節陰影、気管支粘液栓などを判読する必要がある。胸部CTにて、肺癌や肺結核が初めて明らかになることがある。胸部HRCTにより微妙な間質性肺疾患、例えば肺線維症、過敏性肺炎および気管支拡張症、または粘液栓などを特定できることがある[4]。胸部CTにて気管支内粘液貯留像も確認できる。一方で、胸部CTの放射線被爆による潜在的ながんリスクや医療費について懸念がある[4]。

（3）副鼻腔イメージング

　副鼻腔気管支症候群は湿性咳嗽を、慢性副鼻腔炎による後鼻漏は咳払いを呈する。副鼻腔気管支症候群は本邦の狭義の慢性湿性咳嗽の主因である[5]。このため、本邦の慢性咳嗽患者の診断には、胸部X線だけではなく、副鼻腔X線（ウォータース法、コールドウェル法）が必要であり、これに異常がない場合にはCTも必要になる。ウォータース法は前頭洞および上顎洞の観察に適する。コールドウェル法は篩骨洞、前頭洞、上顎洞の観察に優れているが、特に篩骨洞の読影に優れている。篩骨洞と上顎洞の副鼻腔X線の読影基準（文部省総合班研究X線陰影読影基準）は5段階に分類される（表1）。

　副鼻腔X線の鏡面形成と完全混濁は副鼻腔炎に特異度の高い所見であるが、副鼻腔炎全体の60%しか陽性にならないこと、副鼻腔X線の解釈は読影者によるばらつきが非常に大きく、偽陰性も多いことや、X線に比較し、副鼻腔CTは篩骨洞や蝶形骨洞の描出に優れることが報告されている[6]。欧米からの報告であるが、慢性咳嗽や多量の喀痰を伴う患者において、副鼻腔X線は診断に有用であること[4]、咳嗽の診療における鼻副鼻腔疾患の検出の感度は、副鼻腔X線よりCTが高い[7]ことなどが記載されている。

2）呼吸機能検査

（1）スパイロメトリー

　併存する慢性閉塞性肺疾患や気管支喘息などの閉塞性換気障害を呈する疾患や肺線維症などの拘束性換気障害を呈する疾患の把握のためには有用である

表1　篩骨洞と上顎洞の副鼻腔X線の読影基準

篩骨洞	規準の程度	上顎洞
洞内影像は明澄で陰影が認められず骨梁像の明瞭なもの	—	洞内空洞が明澄で陰影の認められないもの
骨梁像は多少判然としないが，嗅裂があいており，多少びまん性のごく軽い陰影を認めるもの	±	周囲骨壁は限界明瞭であるが，洞内に多少びまん性のごく軽い陰影を認めるもの
中鼻甲介の腫脹があり，嗅裂の限界が不明で，骨梁像は見分け難く，明らかにびまん性陰影の認められるもの	＋	周囲骨梁と限界明瞭であるが，洞内に明らかな陰影を認めるもの
嗅裂は全く閉鎖状で骨梁像はまったく消失し，陰影はさらに著明であり，全般的に斑紋～紋理状を呈しているようなもの	＋＋	周囲骨梁との限界が明瞭でなく，洞内陰影も相当著明なもの
全体的に真白で骨との区別がつき難い程度のもの	＋＋＋	洞内陰影が高度で周囲骨壁と全く識別できないもの

が、スパイロメトリーが正常の場合が多い狭義の遷延性・慢性咳嗽の原因疾患の診断における有用性は低い。併発症がない場合、慢性咳嗽をきたす多くの疾患で、スパイロメトリーは正常である。咳喘息では、1秒量や末梢気道閉塞の指標（最大中間呼気流量（maximal mid-expiratory flow [MMEF]、V25）が低値を示すことがあるが、特異的ではない。

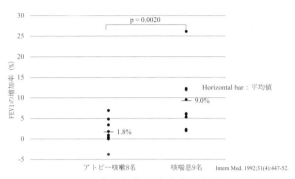

図1　アトピー咳嗽と咳喘息の気道可逆性

（2）気道可逆性試験

　気管支平滑筋の収縮状態を調べる検査である。気管支喘息では、発作時、非発作時とも気管支平滑筋は収縮状態にあることが多い。気道閉塞が気管支拡張薬によって正常以上に解除されれば、気管支拡張薬投与前の気道平滑筋が病的に収縮状態であったことがわかる。β2刺激薬の吸入前と30分後にFEV₁を測定し、その増加度を評価する。増加率が12%以上かつ増加量が200mL以上の場合は気道可逆性陽性と判断し、気管支喘息を強く示唆する。

　しかし、この基準に達しない場合でも気管支喘息は否定できない。咳喘息とアトピー咳嗽の気道可逆性試験の結果を図1に示す[8]。検査の際に、β2刺激薬吸入後に咳嗽症状が改善したかを確認することは診断に有用である。

気道可逆性試験の前に休薬すべき薬剤（表2）

薬剤	剤型・用法	休薬時間
β2刺激薬	吸入（短時間作用性）	8時間
	吸入（長時間作用性）1日2回 1日1回	18時間以上（24時間が望ましい） 36時間以上（48時間が望ましい）
	内服	24時間
	貼付	24時間
抗コリン薬	吸入（短時間作用性）	8時間以上（12時間が望ましい）
	吸入（長時間作用性）	36時間以上（48時間が望ましい）
キサンチン製剤	内服 1日1回 1日2回	24時間 48時間
	（点滴）静注	8時間
ステロイド薬	吸入 1日2回 1日1回	12時間 24時間
	内服、注射	24時間
ロイコトリエン受容体拮抗薬	内服	48時間
抗アレルギー薬	内服 1日1回 1日2回	24時間 48時間
	吸入	12時間

喘息予防・管理ガイドライン 2015

（3）気道過敏性試験

　「気道過敏性」とは、気道が気道収縮物質に対して収縮反応を示す度合いのことであり、「気道過敏性の亢進」とは、通常よりも過剰な収縮反応を起こすことをいう。気道過敏性の亢進（すなわち低刺激に対する過反応）は、気管支喘息の最も特徴的な生理的異常である。気道過敏性試験は、喘息の診断、喘息重症度の判定、喘息治療効果の判定、喘息の「機能的寛解」の診断などに用いられる。慢性咳嗽の診療において、Corrao らの定義[9]によれば、気道過敏性亢進は咳喘息の診断に必要である。一方で、咳喘息の診断における気道過敏性亢進の感度・特異度は低い[10-12]。咳喘息では、気道過敏性は、典型的喘息に比して、軽度である。アトピー咳嗽では気道過敏性は正常範囲である（図2）[8]。

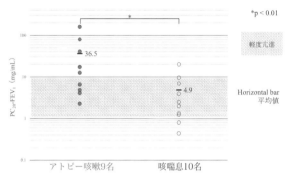

図2　アトピー咳嗽と咳喘息のメサコリン気道過敏性

　刺激物質は、アセチルコリン、メサコリン、ヒスタミンなどが、通常吸入で投与される。メサコリンが最も多く用いられる。測定方法として、Chaiらによる Dosimeter 法[13]、Hargreave らによる Tidal breathing 法[14]、日本アレルギー学会による標準法[15]、Takishima らによるアストグラフ法[16]などがある。ここでは、日本アレルギー学会による標準法とアストグラフ法について説明する。

日本アレルギー学会標準法（図3）[17]

　Tidal breathing 法を用いた変法である。DeVil-biss646 ネブライザーを使用し、圧搾空気 5L/min で発生させたエアロゾルを安静換気で1回2分間吸入させる。吸入溶液は、生理食塩水と2倍希釈系列のアセチルコリンかメサコリン（0.039mg/mL~20mg/mL）、あるいはヒスタミン（0.02mg/mL~10mg/mL）を使用する。

① 検査前のFEV1（基準値）を測定する。
② 生理食塩水を2分間吸入させ、終了直後に

FEV1 を測定する。基準値より 10% 以上低下
した場合は 5 分間の休憩後に再度吸入させ、
FEV1 を測定する。10% 以上低下していない場
合は、次のステップに進む。再度 10% 以上低下
したら検査を中止する。
③ 最低濃度の薬液を 2 分間吸入させ、終了後直ち
に FEV1 を測定する。基準値の 20% 以上低下
していなければ次の濃度の薬液を吸入させる。
④ 順次濃度を上げて吸入を反復し、FEV1 が基準
値の 20% 以上低下すれば即中止する。
⑤ 終了後適当な気管支拡張薬を吸入させる。
　最終の薬液の濃度をアセチルコリン閾値、メ
サコリン閾値、ヒスタミン閾値（respiratory
threshold of acetylcholine, methacholine,
histamine (RT-Ach, RT-Meth, RT-Hist)）とする。
反応曲線から FEV1 がちょうど 20% 減少した
時の薬液濃度を算出して、PC20-FEV1 と表現
する。

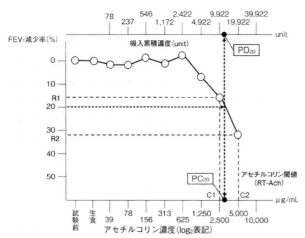

図 3　気道過敏性試験　日本アレルギー学会標準法
喘息予防・管理ガイドライン 2015

アストグラフ法（図 4）[17]
　本邦において幅広く用いられている。アストグラ
フ（チェスト株式会社製）を使用し、安静換気下に
漸増濃度のメサコリンを連続吸入させながら、同時
にオシレーション法で呼吸抵抗（Rrs）を連続的に
測定する方法である。吸入溶液には生理食塩水と
2 倍希釈系列のメサコリン（0.049mg/mL~25mg/
mL）、β 2 刺激薬を使用する。エアロゾル発生装
置は 12 個のネブライザーと 12 個の電磁弁とコン
プレッサーから成っている。
① 被験者はノーズクリップを着用し、マウスピー
スをくわえて安静換気を行う。
② 被検者が慣れて Rrs が安定したら、生理食塩水

を 1 分間吸入下に初期呼吸抵抗（Rrs-cont）を
測定する。
③ 2 倍希釈したメサコリン溶液を 1 分間ずつ吸入
し、Rrs を観察しながら Rrs が Rrs-cont の 2 倍
なるまで吸入を続ける。
④ 2 倍になった時点で気管支拡張薬を吸入させ、
Rrs が初期値に改善したことを確認し、終了と
する。
　Rrs が上昇し始める時点までの吸入したメサコリ
ン累積負荷量（dose minimum：D min）を指標とし、
閾値を求める。ここでは、メサコリン 1mg/mL を
1 分間吸入した時を 1unit とする。Dmin が小さい
ほど気道過敏性が亢進していると判断する。また、
Rrs の逆数を呼吸コンダクタンス（Grs）とし、基
準値より 35% 低下した時点でのメサコリン累積負
荷量（PD35-Grs）を指標とすることもある。

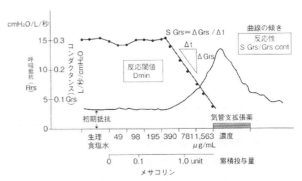

図 4　気道過敏性試験　アストグラフ法

測定方法間の比較
　アストグラフ法は、標準法と比較し、①スパイロ
メトリーで信頼できるデータが得にくい小児や高齢
者でも検査が可能である、②検査が連続的で簡便で
ある、③検査時間が短く、検者・被検者の負担が少
ないなどのメリットがある。標準法は、高価な機器
を要するアストグラフ法と比較し、機器が簡便（ネ
ブライザーとスパイロメーターがあれば検査可能）
である。

気道過敏性試験の禁忌（表 3）[20]

絶対的禁忌
高度の気流制限（FEV1が予測値の50%未満、または1.0 L未満）
最近3か月以内の急性心筋梗塞、脳血管障害
コントロール不良の高血圧（収縮期血圧＞200あるいは、拡張期血圧＞100 mmHg）
大動脈瘤を有する患者
相対的禁忌
中等度の気流制限（FEV1が予測値の60%未満、または1.5 L未満）
スパイロメトリーが上手く測定できない患者
妊娠、授乳中の患者
重症筋無力症などコリンエステラーゼ阻害薬を服用中の患者

Am J Respir Crit Care Med. 2000;161(1):309-29.

気管支収縮物質によって収縮した気道は深吸気によって拡張するが、この拡張作用は喘息患者では弱まるため、検査の過程に深吸気が含まれる標準法の方が、健常者と気管支喘息を鑑別しやすいことが報告されている[18,19]。

（4）咳受容体感受性試験

気道壁表層の咳受容体の感受性を評価する検査である。アトピー咳嗽[21]、GERD による咳嗽[22-25]、ACE 阻害薬による咳嗽[22]、後鼻漏による咳嗽、喉頭アレルギーの咳嗽、かぜ症候群後咳嗽や非喘息性好酸球性気管支炎などの乾性咳嗽の原因疾患の多くが、この咳受容体感受性が亢進することにより咳嗽が誘発される。咳嗽が改善すると咳受容体感受性も正常化する[21-25]ことから、治療効果の判定にも有用である。気管支喘息[26]や咳喘息[21]では、咳受容体感受性は正常であり、咳喘息では、咳嗽の軽快と咳受容体感受性の変化が一致しない[21]が、LTRA や LAMA による咳症状改善と並行して咳感受性が改善することも報告されている。副鼻腔気管支症候群では、咳受容体感受性がわずかに亢進している[26]。

咳受容体感受性に関する基本事項

・**咳誘発物質**：一般的にカプサイシンが使用される。クエン酸や酒石酸が使用されることもある。咳誘発物質は、C 線維と A δ 線維の両方を刺激する。各神経を選択的に刺激する咳誘発物質は存在しない。

・**用量反応性**：吸入カプサイシン溶液の濃度を上げていくと誘発咳嗽数が増加する。

・**性差の存在**：健常者を対象にしたカプサイシン咳受容体感受性は、女性の方が男性より 4 倍亢進している（図 5）[27]。また閉経後の女性の咳感受性はさらに亢進している[27]。このことは、慢性咳嗽患者が女性、特に閉経後の女性に多いことの一部を説明する[28]。

・**気道過敏性との関係**：咳感受性は、気管支喘息、副鼻腔気管支症候群、健常者のいずれにおいても、気道過敏性とは相関しない[26,29]。咳受容体感受性は気道過敏性とは独立した反応性と考えられる。

・**気管支平滑筋トーヌスとの関係**：メサコリン吸入により気管支平滑筋を収縮させても、β2 刺激薬により気管支平滑筋を弛緩させても、咳受容体感受性は変化しない[30]。一方、軽症喘息患者において、メサコリンで惹起した気道収縮がカプサイシン咳感受性を亢進させ、収縮の自然回復に伴い咳感受性も回復するとの報告もある[31]。

・**吸入抗コリン薬の影響**：咳受容体感受性は短時間作用性抗コリン薬イプラトロピウムによる影響を受けない[32]。一方、長時間作用性抗コリン薬チオトロピウムが喘息患者の咳症状改善と連動して咳受容体感受性を改善させることが最近報告された[33]。

咳受容体感受性試験の実際

① 吸入方法：吸入方法として、安静換気法とドシメーター法がある。本邦では前者が普及している。また前者にアストグラフ法を応用した報告もある[33,34]。

② 吸入時間は、15 秒間を採用している施設が多い。

③ 咳閾値は、最初に咳が 2 回以上誘発された時の誘発物質の濃度（C2）と 5 回以上誘発された時の誘発物質の濃度（C5）の 2 種類がある。C5 の方が再現性に優れる。

測定の実際（15 秒間安静換気法による C5 の測定）

① カプサイシン溶液の作製：カプサイシン 30.5mg を Tween80 1mL とエタノール 1mL に溶解し、その後生理食塩水 8mL を加えて 10,000μM（mmol/l）のカプサイシン溶液を作製して冷蔵庫に保管する。このカプサイシン溶液は 1 か月間使用できる。使用時に生理食塩水で 10 倍に希釈してカプサイシン溶液 No.13（1,000μM）を作製し、以後生理食塩水により 2 倍希釈系列を作製する（表 4）[35]。

② 測定法の手順：ノーズクリップをした安静換気下で行う。

③ 生理食塩水（溶液 No.1）を 15 秒間吸入、45 秒間観察し、5 回以上咳嗽が誘発されないことを確認する。

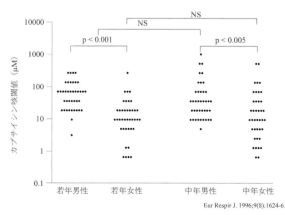

Eur Respir J. 1996;9(8):1624-6.

図 5　健常者でのカプサイシン咳受容体感受性の比較

④ カプサイシン溶液を低濃度から15秒間吸入し、45秒間観察する。咳嗽が5回以上誘発されない場合は、次の濃度のカプサイシン溶液を吸入する。

表4

溶液番号	カプサイシン溶液濃度
No. 13	1,000 μM
No. 12	500
No. 11	250
No. 10	125
No. 9	62.5
No. 8	31.2
No. 7	15.6
No. 6	7.8
No. 5	3.9
No. 4	1.95
No. 3	0.98
No. 2	0.49
No. 1	生理食塩水

Thorax. 1993;48(6):615-8.

⑤ 5回以上咳嗽が誘発された時のカプサイシン容器濃度をカプサイシン咳閾値（C5）とする。

⑥ 咳感受性の性差は大きく、4倍（2倍希釈系列では2管）の差がある。最新の報告においては、男性では、No.6（7.8μM）以下、女性ではNo.4（1.96μM）以下を咳受容体感受性亢進と判断する[36]。

(5) 気管支平滑筋収縮による誘発咳嗽反応性検査

メサコリンは直接的な咳嗽誘発作用を持たないが、メサコリンを吸入させると気管支平滑筋収縮が誘導され、気管支平滑筋収縮により咳嗽が誘発される。この反応性は、咳喘息では亢進するが[37]、典型的気管支喘息では減弱する[38]。アトピー咳嗽ではこの反応性は正常である[39]。気道収縮の指標として、部分フローボリュームカーブを用いる方法[38]と、呼吸抵抗を用いる方法[40]の2種類がある。それぞれ、日本アレルギー学会標準法とアストグラフ法に準じて、生理食塩水とメサコリン溶液を吸入させる。メサコリン溶液は、2倍希釈系列のメサコリン（0.039 mg/mL~160mg/mL）を使用する。

気管支平滑筋収縮による誘発咳嗽反応性検査に関する基本事項[40]

・モルモットを用いた研究では、Aδ線維を介した咳嗽反応と考えられる[41]。
・誘発される咳嗽数に性差を認めない。
・7日間間隔をあけて実施した2回の検査における咳嗽数に良好な再現性を認める。
・吸入メサコリン濃度と気管支平滑筋収縮による誘発咳嗽反応性の間に相関性を全く認めない。
・カプサイシンを用いた咳受容体感受性と気管支平滑筋収縮による誘発咳嗽反応性の間に相関性を全く認めない。

部分フローボリュームカーブの指標を用いる方法[38]

① 日本アレルギー学会による標準法に準じて、低濃度から各々の濃度のメサコリン溶液を安静換気下に吸入させ、その都度、部分および全フローボリュームカーブを評価する。
② 40%肺活量位での部分フローボリュームカーブ上の呼気流速（PEF40）が基準値と比べ35%以上減少するまでメサコリンを吸入させ、その後、30分間に誘発された咳嗽数をカウントする。
③ 咳嗽数カウント後に気管支拡張薬を吸入させる。
④ 慢性乾性咳嗽患者のうち、気管支拡張薬の有効性により診断された咳喘息を陽性所見とし、ROC解析を行ったところ、気管支平滑筋収縮による誘発咳嗽反応性は、呼気一酸化窒素濃度、気道可逆性およびメサコリンによる気道過敏性と比較し、最も曲線下面積が大きいことが示されている。また誘発咳嗽数19.5回/32分をカットオフ値とした場合、感度81.4%、特異度85.2%であった[42]。

呼吸抵抗を用いる方法[36]

① 基準FEV1を測定。
② 被験者はノーズクリップを着用し、マウスピースをくわえて安静換気を行う。被検者が慣れてRrsが安定したら、生理食塩水と2倍希釈したメサコリン溶液を1分間ずつ吸入させ、Rrsの最低値を評価する。同時にRrsが最低値の2倍になるまで吸入を続ける。
③ Rrsが2倍になった時点で、FEV1を評価し、基準FEV1の90%以下であれば、そこから30分間の咳嗽数をカウントする。FEV1が基準FEV1の90%以下に達していなければ、同濃度のメサコリン溶液から吸入を再開し、FEV1が基準FEV1の90%未満になるまでメサコリン溶液の吸入を継続する。
④ 咳嗽数カウント後に、吸入気管支拡張薬を吸入させ、Rrsが初期値に改善したことを確認し、終了とする。
⑤ メサコリン誘発咳嗽数が、治療前後に4分の1以下に正常化した場合を咳喘息の病態的最終診断とした場合、ROC解析の結果、治療前のカッ

トオフ値は男女とも 38 回 /31 分であり、感度
94.1%、特異度 86.7% であった[36]。

（6）呼気一酸化窒素

呼気一酸化窒素（fractional exhaled nitric ox-
ide：FeNO）の測定は、好酸球性気道炎症を間接
的に評価する非侵襲的検査である[43]。実臨床にお
ける気管支喘息の補助診断に有用性が高い[44]。本
邦で使用できる測定機器には、NIOX MINO®、
NIOX VERO®（ともにチェスト株式会社、東京）
および NObreath®（Benfont 社、ロンドン）がある。
NIOX MINO® の製造は既に終了しており、後継機
である NIOX VERO® が販売されている。手技は一
定の流量で約 10 秒間呼出するのみで、ほぼすべて
の患者で施行でき、測定後数分以内結果が判明す
る。NIOX-MINO® による日本の成人健常者の平均
値は 15ppb、正常上限値は 37ppb、喘息診断のカッ
トオフ値は 22ppb（感度 91%、特異度 84%）であ
ることが報告されている[45]。ステロイド薬の使用
[46] と現在の喫煙[47] は FeNO 濃度を低下させ、アト
ピー[46,48] やアレルギー性鼻炎[47] は FeNO 濃度を上
昇させる。また、測定機器毎に測定値に明らかな差
があることに注意が必要である。

咳嗽診療における FeNO の有用性についての報
告は限られている。咳喘息や典型的喘息では FeNO
は上昇する[48-50] が、アトピー咳嗽[49]、非喘息性
好酸球性気管支炎（Non-asthmatic eosinophilic
bronchitis：NAEB、喘鳴なし、喀痰好酸球分画≧
3%、気道過敏性 Dmin< 12.5units、気道可逆性陰性）
（図 6）[50]、および非喘息性咳嗽（内訳：胃食道逆
流による咳嗽、副鼻腔気管支症候群、かぜ症候群（感
染）後咳嗽、アトピー咳嗽）[48] では咳喘息より低
値であることが報告されている。1 つのメタアナリ
シスは、FeNO 濃度の測定は慢性咳嗽における咳喘
息の診断に有用である可能性を示している[51]。また、
FeNO 濃度の測定により慢性咳嗽の治療方針決定ま
での期間が短縮したことも報告されている[52]。

3）喀痰検査

咳嗽の原因を推定する上で、喀痰を喀出するた
めの咳嗽（湿性咳嗽）か、喀痰を伴わない、あるい
は少量の漿液性喀痰を伴う咳嗽（乾性咳嗽）である
かを確認する。湿性咳嗽の原因として表 5 に示す
疾患がある[53]。

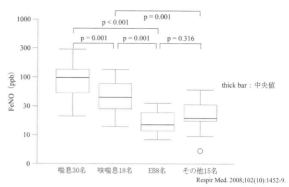

図 6　FeNO 濃度の比較（紀本電子工業社製）

喀痰を用いて、微生物学的検査、細胞診検査、
炎症細胞分画の評価などを行う。得られた検体が下
気道由来であるかどうかの評価が必要になるが、そ
の品質評価に用いられる指標には、肉眼的な Miller
& Jones の分類（表 5）と、顕微鏡下に行われる
Geckler 分類（表 6）がある。喀痰細胞診の品質管
理には塵埃細胞（塵埃や炭紛を貪食した肺胞マクロ
ファージ）の存在が必要とされる。鼻腔の炎症時に
も鼻汁が咽頭に流入し、咳払いにて喀出する。すな
わち後鼻漏を喀痰と訴えることがあり、注意が必要
である。

喀痰中の炎症細胞分画算定は、慢性咳嗽の診断に
非常に有用である。May-Giemsa 染色を行い、口
腔内扁平上皮を除いた有核細胞を通常は 400 個以
上カウントして、分画算定を行う。咳喘息[54]、ア
トピー咳嗽[55]、非喘息性好酸球性気管支炎[56] では
好酸球が、副鼻腔気管支症候群[57] では好中球が増
加する。喀痰好酸球増加の基準として、2.5%[58] や
3%[59] が用いられる。

表 5

M1	唾液，完全な粘性痰
M2	粘性痰だが少量の膿性痰が含まれる
P1	膿性痰が1/3以下
P2	膿性痰が1/3〜2/3
P3	膿性痰が2/3以上

表 6

| グループ | 細胞数/視野（100倍） | | Gecklerらの判定 |
	扁平上皮細胞	好中球	
1	>25	<10	−
2	>25	10〜25	−
3	>25	>25	−
4	10〜25	>25	+
5	<10	>25	+
6	>25	>25	−〜++

++：培養の意義あり　−：培養の意義なし

誘発喀痰

高張食塩水をネブライザーで吸入させて喀痰の喀出を促す誘発喀痰は、自発喀痰の採取が困難な咳嗽患者の気道炎症を少ない侵襲で評価できる。気道の物理的な加湿や高張食塩水による浸透圧刺激が気道分泌を促すと考えられる。欧州呼吸器学会の推奨する誘発喀痰法の条件を以下に示す[60]。

① 1ml/min 以上の出力流量の超音波ネブライザーを使用する。

② 気道収縮を予防するために処置前にβ2刺激薬の吸入（サルブタモール 200μg）を行う。

③ 吸入に用いる高張食塩水は、3％もしくは4.5％の固定濃度とするか、3％食塩水から始めて、4％、5％と漸増する。

④ 1回の吸入は5分間とし、合計20分以内とする

⑤ 各高張食塩水吸入後に1秒量（FEV1）を測定し、20％以上の低下が認められれば、検査中止として 200μg のサルブタモール吸入などの適切な処置を行う。

喀痰の誘発に患者の努力が必要であること、誘発喀痰の採取や処理に労力を要すること、誘発喀痰の成功率は概ね70～80％にとどまることなどが問題である。健常人の誘発喀痰の細胞分画を**表7**[61]に示す。

表7

変数	健常者（非喫煙, 非アトピー）			
	平均±標準偏差	中央値	最小値	最大値
総細胞数x10^6 /ml	2.7±2.5	1.8	0.4	14.2
%マクロファージ	69.2±13	69.0	40	95
%好中球	27.3±13	28.5	2	49.2
%好酸球	0.6±0.8	0.2	0	2.4
%リンパ球	1.0±1.2	0.8	0	5
%気道上皮	1.5±1.8	1	0	8.2

Am J Respir Crit Care Med. 2000;162(3 Pt 1):1172-4.

4）上部消化管検査

(1) 食道バリウム検査

胃内バリウムが食道にどの程度逆流するか、食道のどこまで逆流するかを目で見て確認できる。

(2) 上部消化管内視鏡検査

胃食道逆流による咳嗽を評価する古典的な検査であるが、内視鏡の異常（びらん）を示さない GERD（non-erosive reflux disease：NERD）患者が多いため、感度が低い。例えば、胸やけ症状は、びらん性 GERD の有意な予測因子であるが、胸やけのある患者に内視鏡検査を行っても患者の24％にしか内視鏡的なびらん性 GERD を認めないことが報告されている[62]。

(3) 24 時間食道 pH モニタリング、24 時間下咽頭食道インピーダンス・pH モニタリング

24 時間食道 pH モニタリングは下部食道括約筋（LES）上縁5cm に留置した pH 電極により24 時間の胃酸の逆流を測定する検査である。食道内酸逆流と咳嗽の関連を評価する上で有用な検査である[63,64]。食道 pH が4未満になったと同時、あるいは3分以内に咳嗽が発現した場合に、食道内酸逆流と咳嗽に関連性があると判断する[63]。一方で、24 時間 pH モニタリングで評価される胃食道逆流の重症度と咳嗽の重症度は必ずしも相関しないことも報告されている[64]。

24 時間下咽頭食道インピーダンス・pH モニタリングは、細いプローブ上に配列されたたくさんの電極の隣接する2電極間の電気抵抗を測定することにより通過する内容物の性状を判定し（液体で低下、気体で上昇）、内容物の移動する方向により逆流しているのか順行（嚥下）しているのかを判定する。本検査は逆流内容物の性状（液体、気体、液体と気体の混合）とどこまで逆流したかを判定でき、pH 電極により同時に pH を測定することにより酸の逆流だけでなく酸以外（弱酸、非酸）の逆流も測定可能であり、現時点で逆流を捉える最も感度の高い検査法とされる[65]。

24 時間食道 pH モニタリングおよび24 時間下咽頭食道インピーダンス・pH モニタリングが施行できる施設は限られており、侵襲度も高いのが問題である。

(4) 質問票

FSSG（Frequency Scale for the Symptom of GERD）や QUEST（the Quality of life and Utility Evaluation Survey Technology）などの問診票は、胃食道逆流にともなう咳嗽の診断に有用である。GERD を検出する感度・特異度とも平均70％前後であり、GERD の初期診療に有用である[65]。FSSG 8点以上、QUEST 4点以上の場合に胃食道逆流が疑われる。症状の点数化により治療の効果判定にも有用である[65]。また、FSSG は7点をカットオフ値とすると感度75％、特異度62％、AUC0.70 で GERD に伴う咳嗽の補助診断に有用とする報告が

ある[66]。

文献

1. 日本呼吸器学会咳嗽に関するガイドライン第2版作成委員会. 咳嗽に関するガイドライン第2版. 東京:日本呼吸器学会;2012.

2. Morice AH, McGarvey L, Pavord I, Group BTSCG. Recommendations for the management of cough in adults. Thorax. 2006;61 Suppl 1:i1-24.

3. Irwin RS, Baumann MH, Bolser DC, Boulet LP, Braman SS, Brightling CE, et al. Diagnosis and management of cough executive summary: ACCP evidence-based clinical practice guidelines. Chest. 2006;129(1 Suppl):1S-23S.

4. Morice AH, Millqvist E, Bieksiene K, Birring SS, Dicpinigaitis P, Domingo Ribas C, et al. ERS guidelines on the diagnosis and treatment of chronic cough in adults and children. Eur Respir J. 2020;55(1).

5. Fujimura M, Abo M, Ogawa H, Nishi K, Kibe Y, Hirose T, et al. Importance of atopic cough, cough variant asthma and sinobronchial syndrome as causes of chronic cough in the Hokuriku area of Japan. Respirology. 2005;10(2):201-7.

6. Okuyemi KS, Tsue TT. Radiologic imaging in the management of sinusitis. Am Fam Physician. 2002;66(10):1882-6.

7. Davidson TM, Brahme FJ, Gallagher ME. Radiographic evaluation for nasal dysfunction: computed tomography versus plain films. Head Neck. 1989;11(5):405-9.

8. Fujimura M, Sakamoto S, Matsuda T. Bronchodilator-resistive cough in atopic patients: bronchial reversibility and hyperresponsiveness. Intern Med. 1992;31(4):447-52.

9. Corrao WM, Braman SS, Irwin RS. Chronic cough as the sole presenting manifestation of bronchial asthma. N Engl J Med. 1979;300(12):633-7.

10. 藤森勝也, 鈴木栄一, 荒川正昭, 下条文武. 慢性持続咳嗽の鑑別診断における気道過敏性検査の役割. アレルギー. 1999;48(7):713-8.

11. 新実彰男, 網谷良一, 松井保憲, 山田勝彦, 倉澤卓也, 杉田孝和, et al. 慢性咳嗽症例の臨床像―気道過敏性陽性例を中心に―. 気管支学. 1992;14(8):827-30.

12. Irwin RS, French CT, Smyrnios NA, Curley FJ. Interpretation of positive results of a methacholine inhalation challenge and 1 week of inhaled bronchodilator use in diagnosing and treating cough-variant asthma. Arch Intern Med. 1997;157(17):1981-7.

13. Chai H, Farr RS, Froehlich LA, Mathison DA, McLean JA, Rosenthal RR, et al. Standardization of bronchial inhalation challenge procedures. J Allergy Clin Immunol. 1975;56(4):323-7.

14. Hargreave FE, Ryan G, Thomson NC, O'Byrne PM, Latimer K, Juniper EF. Bronchial responsiveness to histamine or methacholine in asthma: measurement and clinical significance. Eur J Respir Dis Suppl. 1982;121:79-88.

15. 牧野荘平, 小林節雄, 宮本昭正, 信太孝雄, 高橋昭三, 可部順三郎, et al. 気管支喘息および過敏性肺臓炎における吸入試験の標準法. アレルギー. 1982;31(10):1074-6.

16. Takishima T, Hida W, Sasaki H, Suzuki S, Sasaki T. Direct-writing recorder of the dose-response curves of the airway to methacholine. Clinical application. Chest. 1981;80(5):600-6.

17. 一般社団法人日本アレルギー学会喘息ガイドライン専門部会監修. 喘息予防・管理ガイドライン2015. 東京:協和企画;2015.

18. 魚谷浩平, 藤村政樹, 東博司. 気道過敏性試験における1秒量と呼吸インピーダンスの相関 慢性気管支炎と気管支喘息における検討. 日本胸部臨床. 1986;45(2):154-8.

19. 上尾友美恵, 矢伝淳子, 二俣秀夫, 松原藤継, 藤村政樹, 金森一紀, et al. メサコリン吸入による気道過敏性試験における深吸気の影響 Partial and Maximum Expiratory Flow-Volume Curve による解析. 臨床病理. 1988;36(12):1447-53.

20. Crapo RO, Casaburi R, Coates AL, Enright PL, Hankinson JL, Irvin CG, et al. Guidelines for methacholine and exercise challenge testing-1999. This official statement of the American Thoracic Society was adopted by the ATS Board of Directors, July 1999. Am J Respir Crit Care Med. 2000;161(1):309-29.

21. Fujimura M, Kamio Y, Hashimoto T, Matsuda T. Cough receptor sensitivity and bronchial respon-

siveness in patients with only chronic nonproductive cough: in view of effect of bronchodilator therapy. J Asthma. 1994;31(6):463-72.

22. O'Connell F, Thomas VE, Pride NB, Fuller RW. Capsaicin cough sensitivity decreases with successful treatment of chronic cough. Am J Respir Crit Care Med. 1994;150(2):374-80.

23. 藤森勝也. 胃食道逆流による慢性咳嗽. 喉頭. 2008;20(2):74-8.

24. 松本久子, 新実彰男, 佐藤晋, 岸清彦. 胃食道逆流による慢性咳嗽の1例. 日呼吸会誌. 2000;38(6):461-5.

25. Jinnai M, Niimi A, Takemura M, Matsumoto H, Konda Y, Mishima M. Gastroesophageal reflux-associated chronic cough in an adolescent and the diagnostic implications: a case report. Cough. 2008;4:5.

26. Fujimura M, Kamio Y, Hashimoto T, Matsuda T. Airway cough sensitivity to inhaled capsaicin and bronchial responsiveness to methacholine in asthmatic and bronchitic subjects. Respirology. 1998;3(4):267-72.

27. Fujimura M, Kasahara K, Kamio Y, Naruse M, Hashimoto T, Matsuda T. Female gender as a determinant of cough threshold to inhaled capsaicin. Eur Respir J. 1996;9(8):1624-6.

28. 藤森勝也, 布施克也, 佐藤昭英, 来生哲, 荒川正昭. アンギオテンシン変換酵素（ACE）阻害薬によって誘発される咳嗽の検討. 日本胸部臨床. 1989;48:994-8.

29. Fujimura M, Sakamoto S, Kamio Y, Matsuda T. Cough receptor sensitivity and bronchial responsiveness in normal and asthmatic subjects. Eur Respir J. 1992;5(3):291-5.

30. Fujimura M, Sakamoto S, Kamio Y, Matsuda T. Effects of methacholine induced bronchoconstriction and procaterol induced bronchodilation on cough receptor sensitivity to inhaled capsaicin and tartaric acid. Thorax. 1992;47(6):441-5.

31. Satia I, Badri H, Woodhead M, Byrne PM, Fowler SJ, Smith JA. The interaction between bronchoconstriction and cough in asthma. Thorax 2017;72:1144-6.

32. Fujimura M, Kamio Y, Matsuda T, Hashimoto T. Effect of Ipratropium Bromide on Airway Cough Sensitivity to Inhaled Capsaicin in Patients with Asthma and Sinobronchial Syndrome. The Journal of the Japan Society for Respiratory Endoscopy. 1998;20(2):98-105.

33. Fukumitsu K, Kanemitsu Y, Asano T, et al. Tiotropium attenuates refractory cough and capsaicin cough reflex sensitivity in patients with asthma. J Allergy Clin Immunol Pract 2018;6:1613-20.e2

34. Kamio Y, Nanbu Y, Futamata H, Fujita S, Kobayashi T, Fujimura M. Comparison of reproducibility to measure cough sensitivity between our original and astograph methods [in Japanese]. Rinsho Byori 2002;50:410-4.

35. Fujimura M, Sakamoto S, Kamio Y, Bando T, Kurashima K, Matsuda T. Effect of inhaled procaterol on cough receptor sensitivity to capsaicin in patients with asthma or chronic bronchitis and in normal subjects. Thorax. 1993;48(6):615-8.

36. 藤村政樹, 安井正英, 武田玲子, 大倉徳幸, 原丈介, editors. 遷延性・慢性咳嗽患者の初診時と無症状安定期のメサコリン誘発咳嗽反応とカプサイシン咳感受性の推移による病態的確定診断に基づく初診時 cut point 値の検討. 第21回日本咳嗽学会学術集会; 2019; 秋田.

37. Ohkura N, Fujimura M, Nakade Y, Okazaki A, Katayama N. Heightened cough response to bronchoconstriction in cough variant asthma. Respirology. 2012;17:964-8.

38. Ohkura N, Fujimura M, Tokuda A, Nakade Y, Nishitsuji M, Abo M, et al. Bronchoconstriction-triggered cough is impaired in typical asthmatics. J Asthma. 2010;47:51-4.

39. Ohkura N, Hara J, Sakai T, Okazaki A, Abo M, Kasahara K, et al. Bronchoconstriction-triggered cough in atopic cough: A retrospective study. Exp Lung Res. 2016;1-5.

40. Hara J, Fujimura M, Ohkura N, Sakai T, Yamamura K, Abo M, et al. The measurement of cough response to bronchoconstriction induced by methacholine inhalation in healthy subjects: An examination using the Astograph method. Exp Lung Res. 2017;43(6-7):240-8.

41. Ohkura N, Fujimura M, Hara J, Ohsawa M, Kamei J, Nakao S. Bronchoconstriction-triggered cough in conscious guinea pigs. Exp Lung Res. 2009;35(4):296-306.

42. 大倉徳幸，岡崎彰人，谷まゆ子，山村健太，片山伸幸，笠原寿郎，et al. 咳喘息の診断におけるメサコリン誘発咳嗽測定の有用性に関する検討．第20回臨床喘息研究会；石川県金沢市 2012.

43. American Thoracic Society (ATS) and the European Respiratory Society (ERS). ATS/ERS recommendations for standardized procedures for the online and offline measurement of exhaled lower respiratory nitric oxide and nasal nitric oxide, 2005. Am J Respir Crit Care Med. 2005;171(8):912-30.

44. 呼気一酸化窒素（NO）測定ハンドブック作成委員会．呼気一酸化窒素（NO）測定ハンドブック．東京：一般社団法人　日本呼吸器学会；2018.

45. Matsunaga K, Hirano T, Kawayama T, Tsuburai T, Nagase H, Aizawa H, et al. Reference ranges for exhaled nitric oxide fraction in healthy Japanese adult population. Allergol Int. 2010;59(4):363-7.

46. Alving K, Malinovschi A. Basic aspects of exhaled nitric oxide. European Respiratory Monograph Lausanne: European Respiratory Society; 2010. p. 1-31.

47. Matsunaga K, Hirano T, Akamatsu K, Koarai A, Sugiura H, Minakata Y, et al. Exhaled nitric oxide cut-off values for asthma diagnosis according to rhinitis and smoking status in Japanese subjects. Allergol Int. 2011;60(3):331-7.

48. Asano T, Takemura M, Fukumitsu K, Takeda N, Ichikawa H, Hijikata H, et al. Diagnostic utility of fractional exhaled nitric oxide in prolonged and chronic cough according to atopic status. Allergol Int. 2017;66(2):344-50.

49. Fujimura M, Ohkura N, Abo M, Furusho S, Waseda Y, Ichikawa Y, et al. Exhaled nitric oxide levels in patients with atopic cough and cough variant asthma. Respirology. 2008;13(3):359-64.

50. Sato S, Saito J, Sato Y, Ishii T, Xintao W, Tanino Y, et al. Clinical usefulness of fractional exhaled nitric oxide for diagnosing prolonged cough. Respir Med. 2008;102(10):1452-9.

51. Song WJ, Kim HJ, Shim JS, Won HK, Kang SY, Sohn KH, et al. Diagnostic accuracy of fractional exhaled nitric oxide measurement in predicting cough-variant asthma and eosinophilic bronchitis in adults with chronic cough: A systematic review and meta-analysis. J Allergy Clin Immunol. 2017;140(3):701-9.

52. 清水大樹，尾長谷靖，池田征樹，黒瀬浩史，阿部公亮，毛利圭二，et al. 咳治療における呼気一酸化窒素測定の有用性．日呼吸会誌．2011;49(3):156-9.

53. 日本咳嗽研究会，アトピー咳嗽研究会．慢性咳嗽の診断と治療に関する指針　2005年度版．金沢：前田書店；2006.

54. Matsuoka H, Niimi A, Matsumoto H, Takemura M, Ueda T, Yamaguchi M, et al. Inflammatory subtypes in cough-variant asthma: association with maintenance doses of inhaled corticosteroids. Chest. 2010;138(6):1418-25.

55. Fujimura M, Songür N, Kamio Y, Matsuda T. Detection of eosinophils in hypertonic saline-induced sputum in patients with chronic nonproductive cough. J Asthma. 1997;34(2):119-26.

56. Gibson PG, Dolovich J, Denburg J, Ramsdale EH, Hargreave FE. Chronic cough: eosinophilic bronchitis without asthma. Lancet. 1989;1(8651):1346-8.

57. 辻浦寧枝子，藤村政樹，坂東琢磨，日置詩子，阿保未来，松田保．粘液産生を伴う気道疾患における高張食塩水吸入喀痰誘発法の有用性についての検討．気管支学．1995;17(2):132-8.

58. Gibson PG, Fujimura M, Niimi A. Eosinophilic bronchitis: clinical manifestations and implications for treatment. Thorax. 2002;57(2):178-82.

59. Brightling CE, Ward R, Goh KL, Wardlaw AJ, Pavord ID. Eosinophilic bronchitis is an important cause of chronic cough. Am J Respir Crit Care Med. 1999;160(2):406-10.

60. Paggiaro PL, Chanez P, Holz O, Ind PW, Djukanović R, Maestrelli P, et al. Sputum induction. Eur Respir J Suppl. 2002;37:3s-8s.

61. Spanevello A, Confalonieri M, Sulotto F, Romano F, Balzano G, Migliori GB, et al. Induced sputum cellularity. Reference values and distribution in normal volunteers. Am J Respir Crit Care Med. 2000;162(3 Pt 1):1172-4.

62. Okamoto K, Iwakiri R, Mori M, Hara M, Oda K, Danjo A, et al. Clinical symptoms in endoscopic reflux esophagitis: evaluation in 8031 adult subjects. Dig Dis Sci. 2003;48(12):2237-41.

63. Irwin RS, French CL, Curley FJ, Zawacki JK, Ben-

nett FM. Chronic cough due to gastroesophageal reflux. Clinical, diagnostic, and pathogenetic aspects. Chest. 1993;104(5):1511-7.

64. Irwin RS, Zawacki JK, Curley FJ, French CL, Hoffman PJ. Chronic cough as the sole presenting manifestation of gastroesophageal reflux. Am Rev Respir Dis. 1989;140(5):1294-300.

65. 日本消化器病学会胃食道逆流症（GERD）診療科イドライン作製・評価委員会. 胃食道逆流症（GERD）診療ガイドライン2015（改訂第2版）. 東京：日本消化器病学会; 2015.

66 Kurokawa R, Kanemitsu Y, Fukumitsu K, et al. The diagnostic utility of the frequency scale for the symptoms of gastroesophageal reflux disease questionnaire (FSSG) for patients with subacute/chronic cough. J Asthma. 2020;12:1-10. Online ahead of print.

1. 好酸球性気道疾患群
(eosinophilic airway disorders)

1）咳喘息（cough variant asthma）

（1）疾患概念の背景

1979年、Corraoら[1]は喘鳴や呼吸困難を伴わない慢性咳嗽で、呼吸機能は正常だが気道過敏性は軽度亢進し、気管支拡張薬で咳嗽が消失した6症例を喘息の亜型、「咳喘息（cough variant asthma）」として報告した。その後1年半の追跡中に2名が喘鳴を発症したため、咳喘息は典型的喘息の前段階であると考えられている。以降、咳喘息は欧米[2]、中国[3]、そして本邦[4,5]において最も頻度の高い成人慢性咳嗽の原因疾患として認識されている。

（2）病態

咳喘息は慢性咳嗽における主要な原因疾患にもかかわらず、咳喘息の病態の認識は世界で必ずしも一致していない。欧米では咳喘息の診断には気道過敏性亢進が重要視される一方、中国や本邦のガイドライン[6,7]では気管支拡張薬の有効性を確認することが推奨されている。しかし、気管支拡張薬の有効性と気道過敏性亢進が必ずしも一致しない[8,9]ことが知られており、これが咳喘息の認識の不一致の原因と考えられる。気道過敏性亢進を伴わない好酸球性気道炎症を認める慢性咳嗽は、欧米では非喘息性好酸球性気管支炎(non-asthmatic eosinophilic bronchitis: NAEB)[10]と診断されるが、気管支拡張薬の有効性は明らかではない。一方、我が国の咳喘息の診断基準（表1）の場合、気管支拡張薬が有効性であれば、気道過敏性亢進がなくても咳喘息と診断することになる（図1）[9]。

表1 咳喘息の診断基準（治療的診断）

下記1、2のすべてを満たす

1. 喘鳴を伴わない咳嗽が8週間以上
   *持続聴診上もwheezesを認めない
2. 気管支拡張薬（β2刺激薬など）が有効

*3〜8週間の遷延性咳嗽であっても診断できるが、
3週間未満の急性咳嗽では原則として確定診断しない。

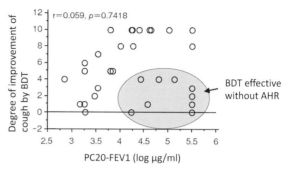

図1 咳嗽における気管支拡張薬の有効性と気道過敏性の関係（文献9より引用、一部改変）AHR: bronchial hyperresponsiveness, BDT : bronchodilator therapy

最近の研究では、気道過敏性亢進に基づいて診断された咳喘息患者の37.5%が気管支拡張薬に不応である[11]一方、NAEB患者の34.4%が気管支拡張薬に反応があったとされている[12]。また気管支拡張薬の反応に基づいて診断された咳喘息ではメサコリンによる気管支平滑筋収縮に対する咳嗽反応が亢進している[13,14]。さらに気道過敏性の亢進は認めないが、メサコリン誘発咳嗽の亢進を呈する慢性咳嗽の亜型が存在することも報告されている[15]。"咳喘息"病態の認識の不均一性について、今後さらに検討が必要である（図2）。

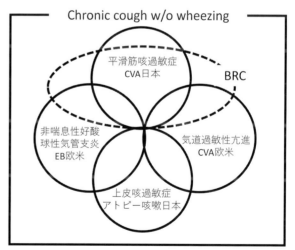

図2 咳喘息の病態とは（筆者作成）"咳喘息"として認識される病態は必ずしも一致していない

AHR: airway hyperresponsiveness, BRC: bronchodilator-responsive cough, EB: eosinophilic bronchitis, MIC: methacholine-induced cough

①好酸球性気道炎症

　高張食塩水による誘発喀痰[16]、気管支肺胞洗浄液[17]、気管支生検組織[17-19]の好酸球数は気管支喘息と同程度に増加しており、重症度と相関する[17]。好酸球性気道炎症のサロゲートマーカーである呼気NO検査に関して、咳喘息では典型喘息と同様に呼気NO濃度の上昇を認める報告が数多くみられる。慢性咳嗽における呼気NO検査のメタ解析[20]では、成人の慢性咳嗽における咳喘息の診断に関する呼気NOの感度・特異度はそれぞれ72%、85%とされている。本邦からも、咳喘息および咳優位型喘息(咳が主体だが軽度の喘鳴・呼吸困難も伴う喘息)の診断に関する呼気NOの感度・特異度はそれぞれ60%、89%（カットオフ値29.2ppb）と報告されている[21]。

　これらから気管支喘息と同様、中枢気道から末梢気道全体の好酸球性気道炎症が咳喘息の病理的基本病態の1つと考えられる。さらに炎症の持続に伴う気道リモデリング[18,19]も気管支喘息と同様に存在する。経過中に約30%が喘鳴の出現を認め、"典型的喘息"に移行する。一部の患者では不可逆性の気流制限を来す[22,23]。咳喘息から典型的喘息への移行の頻度は吸入ステロイド（ICS）による長期維持療法により減少する[24,25]。

　以上より咳喘息の長期管理に対して気管支喘息と同様にICSによる抗炎症治療が重要である。なおICS開始前の誘発喀痰による炎症サブタイプ分類では「混合性炎症」群（好酸球≧1%かつ好中球≧61%）で開始後2年間の必要ICS量が他の3群に比し常に高く、唯一ICSが減量できなかった。好中球が好酸球との相互作用により治療抵抗性に寄与する可能性がある[26]。

②気管支平滑筋収縮

　FEV_1、PEFなど気道閉塞指標は正常範囲のことが多い[1,14,17,24]。PEFの日内変動は、典型的喘息と比較して軽度である[27]。MMEFなど末梢気道閉塞の指標はしばしば低値を示す[17]。気道過敏性は典型的喘息と比べて軽度あるいは同等とされている[14,17,24]。一方で気道過敏性は正常であるが気管支拡張薬に反応する慢性咳嗽（我が国では咳喘息として診断される）も報告されている[8,9]。気管支拡張薬の反応があるNAEBでは、気管支拡張薬無効のNAEBに比べてメサコリン負荷時のMMEFが低下しやすい[12]。また、気道過敏性が正常だがメサコリン誘発咳嗽を呈する慢性咳嗽では、メサコリン負荷時において気管支喘息と同程度の過膨張を示し[15]、可逆性の末梢気道閉塞の関与が指摘されている。広域周波オシレーション指標（R5）のβ2刺激薬吸入による気道可逆性が咳喘息の診断に有用とする報告がある[28]。

③求心経路

　β2刺激薬自体は、気管支平滑筋収縮が関与しない咳嗽、つまり気道表層の咳受容体および延髄の咳中枢には抑制効果を持たない。気道表層に存在する咳受容体の咳感受性と気道深層に存在する平滑筋層に存在する知覚神経終末の咳感受性は相互作用をもたず、独立した感受性である。これらの事項は以下の研究で示される。ナイーブモルモットおよび咳感受性亢進を伴うアレルギーモルモットにおいてβ2刺激薬の全身投与はカプサイシン咳感受性を全く変化させない[29,30]。β2刺激薬には知覚神経に直接作用して鎮咳効果を示す[31]報告もあるが、3分以内のカプサイシン負荷ではβ2刺激薬は咳感受性に変化を及ぼさない[32]（図3）。健常者および気管支喘息患者において酒石酸咳感受性とメサコリン気道過敏性は相関しない[33]。正常者においてメサコリン誘発気管支平滑筋収縮は酒石酸およびカプサイシン咳感受性を変化させず、β2刺激薬吸入による気管支平滑筋の弛緩は酒石酸咳感受性を変化させない[34]。

　一方、軽症喘息患者において、メサコリンで惹起した気道収縮がカプサイシン咳感受性を亢進させ、収縮の自然回復に伴い咳感受性も回復するとの報告

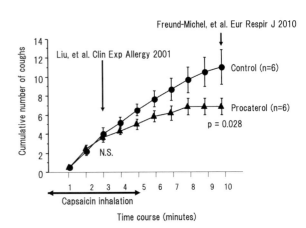

図3　モルモットにカプサイシンを吸入負荷した時の経時的咳反応とβ2刺激薬（procaterol）の影響
（文献29より引用、一部改変）

もある[35]。CVAでは、治療によって咳嗽が軽快しても、カプサイシン咳感受性は影響をうけない[36]。一方、LTRA（咳喘息23例）[37]、チオトロピウム（咳喘息6例＋咳優位型喘息11例）[38]によるカプサイシン咳感受性の有意な改善や、咳感受性改善度と咳症状改善度との相関[38]も報告されている。咳喘息ではカプサイシン咳感受性が亢進している[39]という報告もあるが、この研究ではcontinuous capsaicin inhalationという方法が用いられており、図3で見られるように持続したカプサイシン吸入負荷による気管支平滑筋収縮が誘発する咳嗽反応を評価している可能性がある。最近の報告では、気管支拡張薬が有効なNAEB（我が国では咳喘息と診断される）では、気管支拡張薬無効のNAEB（我が国ではアトピー咳嗽と診断される可能性が高い）と比較して、カプサイシン咳感受性は有意に鈍化していた[12]。

咳喘息における好酸球性気道炎症は、典型的喘息と同様に中枢から末梢気道まで至り、リモデリングや不可逆性気流閉塞まで起こし得るが、過剰な気管支平滑筋収縮が起こらず咳嗽のみが表現型である、という点が典型的喘息とは異なる。咳喘息における咳嗽の発生機序として、気管支平滑筋収縮に対するAδ知覚神経終末が反応して咳を生じると考えられている[30]。咳喘息ではメサコリンによる軽度の気管支平滑筋収縮に対して知覚神経終末が過剰に反応して咳嗽が起こる[13,14]。治療により咳嗽が軽快すると、気管支平滑筋咳過敏症は正常化する[13]。

（3）診断

咳喘息の認識の始まりは、「気管支拡張薬に反応する喘鳴を伴わない慢性咳嗽」であり、現在も気管支拡張薬による治療的診断が主流である（表1）。しかし前述のとおり、気管支拡張薬の反応と気道過敏性は一致せず、咳喘息の認識は世界で必ずしも一致しない。そして治療的診断の問題点は次の通りである。①特異的治療の特異度による偽陽性、②自然軽快する場合の疑陽性、③プラセボ効果による疑陽性、④不十分な治療による偽陰性、⑤治療抵抗性の場合の疑陰性、⑥複数疾患の併存による偽陰性、⑦治療反応性の主観的評価の限界などが挙げられる。よって専門的な検査を用いて病態的に一時診断してから咳モニター、カプサイシン咳感受性、メサコリン誘発咳嗽など客観的に治療効果を確認するのが理想である。上述のエビデンスに基づくと、咳喘息の

基本病態は「好酸球気道炎症を伴う気管支平滑筋収縮に対するAδ知覚神経終末の反応性亢進（平滑筋咳過敏症）」と考えられる。以下に咳喘息の病態的診断の基準（案）を示す（表2）。しかしメサコリン誘発咳嗽測定はほとんどの施設で行われていないのが現状であり、今後検査の標準化と普及が大きな課題である。

表2　咳喘息の病態的診断基準（案）

下記1〜3のすべてを満たす

1. 喘鳴を伴わない咳嗽が8週間以上
   *持続聴診上もwheezesを認めない
2. メサコリン誘発咳嗽反応の亢進
3. 喀痰好酸球増多

*3〜8週間の遷延性咳嗽であっても診断できるが、3週間未満の急性咳嗽では原則として確定診断しない。

（4）治療

病態的に一時診断してから導入治療を行う。導入治療は中〜高用量ICS、LABAおよびLTRA[40]を併用する。咳嗽のため吸気流量が落ちる場合は、経口β2刺激薬やMDI製剤、貼付製剤の使用を考慮する。効果不十分時には強化治療として、吸入SABAを頓用＋経口ステロイド薬を短期間使用する（プレドニゾロン20〜30mg／日を3-7日間、最長14日以内）。またチオトロピウム[38]やトロンボキサン受容体拮抗薬の追加を考慮する。さらに併存症の有無を確認する。前述のように約30％が典型的喘息に移行することが知られており、症状持続例や難治例ではもちろんだが、症状安定例においてもステップダウンしながら長期治療を行うことが望ましい[41]。長期管理においても客観的指標（気道炎症、呼吸機能など）に基づいた治療が望ましいと考えられるが、長期管理における指標についてのエビデンスはまだ乏しい[41]。

（5）今後の課題

前述のように、咳喘息の病態の認識には不一致がある。しかしこれまでのエビデンスを整理すると、①末梢気道に至る好酸球性気道炎症、②気管支平滑筋収縮をトリガーとする咳嗽反応亢進の2者が咳喘息の基本病態と考えられる。病態的診断には、メサコリン誘発咳嗽測定の標準化が大きな課題である。

気管支喘息やCOPDは不均一な疾患群であることが認識され、「フェノタイプ」にもとづいた治療戦略が重要視されている。慢性咳嗽もまた不均一な

疾患群であり、ERSガイドライン[42]は慢性咳嗽の中のasthmatic cough/eosinophilic bronchitisフェノタイプとしてCVAが記載されている。実際、慢性咳嗽において咳喘息、アトピー咳嗽、胃食道逆流症といった各々の病態が併存することは珍しいことではない。詳細はまだ不明であるが、難治例には共通のフェノタイプとしてcough hypersensitivity syndromeも想定されている。precision medicineの観点からも、不均一疾患である慢性咳嗽において、病態診断およびtreatable traitsに基づいた治療戦略の確立が重要である

参考所見
(1) 末梢血・喀痰好酸球増多、FeNO濃度高値を認めることがある（特に後2者は有用）
(2) 気道過敏性が亢進している
(3) 咳症状にしばしば季節性や日差があり、夜間〜早朝優位のことが多い
咳嗽・喀痰の診療ガイドライン2019（一般社団法人日本呼吸器学会）より引用

参考所見
(1) 末梢血好酸球数、FeNO濃度高値を認める

文献

1. Corrao WM, Braman SS, Irwin RS. Chronic cough as the sole presenting manifestation of bronchial asthma. N Engl J Med. 1979;300(12):633-637.

2. Niimi A. Geography and cough aetiology. Pulm Pharmacol Ther. 2007;20(4):383-387.

3. Lai K, Chen R, Lin J, et al. A prospective, multi-center survey on causes of chronic cough in China. Chest. 2013;143(3):613-620.

4. Fujimura M, Abo M, Ogawa H, et al. Importance of atopic cough, cough variant asthma and sino-bronchial syndrome as causes of chronic cough in the Hokuriku area of Japan. Respirology. 2005;10(2):201-207.

5. Matsumoto H, Niimi A, Takemura M, et al. Prevalence and clinical manifestations of gastro-oesophageal reflux-associated chronic cough in the Japanese population. Cough. 2007;3:1.

6. Zeng GQ, Sun BQ, Zhong NS. Towards improving the diagnosis and management of chronic cough in China. Chin Med J (Engl). 2011;124(20):3205-3206.

7. Committee for the Japanese Respiratory Society Guidelines for Management of C, Kohno S, Ishida T, et al. The Japanese Respiratory Society guidelines for management of cough. Respirology. 2006;11 Suppl 4:S135-186.

8. Irwin RS, French CT, Smyrnios NA, Curley FJ. Interpretation of positive results of a methacholine inhalation challenge and 1 week of inhaled bronchodilator use in diagnosing and treating cough-variant asthma. Arch Intern Med. 1997;157(17):1981-1987.

9. Fujimura M. [Chronic cough: eosinophilic lower airway disorders]. Arerugi. 2009;58(5):519-523.

10. Gibson PG, Dolovich J, Denburg J, Ramsdale EH, Hargreave FE. Chronic cough: eosinophilic bronchitis without asthma. Lancet. 1989;1(8651):1346-1348.

11. Yi F, Han L, Liu B, et al. Determinants of response to bronchodilator in patients with cough variant asthma- A randomized, single-blinded, placebo-controlled study. Pulm Pharmacol Ther. 2020;61:101903.

12. Lai K, Yi F, Han L, et al. Response to bronchodilator and clinical, pathophysiological features in patients with nonasthmatic eosinophilic bronchitis. Clin Respir J. 2020;14(3):242-249.

13. Ohkura N, Fujimura M, Nakade Y, Okazaki A, Katayama N. Heightened cough response to bronchoconstriction in cough variant asthma. Respirology. 2012;17(6):964-968.

14. Matsumoto H, Niimi A, Takemura M, et al. Features of cough variant asthma and classic asthma during methacholine-induced brochoconstriction: a cross-sectional study. Cough. 2009;5:3.

15. Sood N, Turcotte SE, Wasilewski NV, et al. Small-airway obstruction, dynamic hyperinflation, and gas trapping despite normal airway sensitivity to methacholine in adults with chronic cough. J Appl Physiol (1985). 2019;126(2):294-304.

16. Fujimura M, Songur N, Kamio Y, Matsuda T. Detection of eosinophils in hypertonic saline-induced sputum in patients with chronic nonproductive cough. J Asthma. 1997;34(2):119-126.

17. Niimi A, Amitani R, Suzuki K, Tanaka E, Murayama

T, Kuze F. Eosinophilic inflammation in cough variant asthma. Eur Respir J. 1998;11(5):1064-1069.

18. Niimi A, Matsumoto H, Minakuchi M, Kitaichi M, Amitani R. Airway remodelling in cough-variant asthma. Lancet. 2000;356(9229):564-565.

19. Niimi A, Torrego A, Nicholson AG, Cosio BG, Oates TB, Chung KF. Nature of airway inflammation and remodeling in chronic cough. J Allergy Clin Immunol. 2005;116(3):565-570.

20. Song WJ, Kim HJ, Shim JS, et al. Diagnostic accuracy of fractional exhaled nitric oxide measurement in predicting cough-variant asthma and eosinophilic bronchitis in adults with chronic cough: A systematic review and meta-analysis. J Allergy Clin Immunol. 2017;140(3):701-709.

21. Asano T, Takemura M, Fukumitsu K, et al. Diagnostic utility of fractional exhaled nitric oxide in prolonged and chronic cough according to atopic status. Allergol Int. 2017;66(2):344-350.

22. Fujimura M, Nishizawa Y, Nishitsuji M, Abo M, Kita T, Nomura S. Longitudinal decline in pulmonary function in atopic cough and cough variant asthma. Clin Exp Allergy. 2003;33(5):588-594.

23. Niimi A, Matsumoto H, Mishima M. Eosinophilic airway disorders associated with chronic cough. Pulm Pharmacol Ther. 2009;22(2):114-120.

24. Fujimura M, Ogawa H, Nishizawa Y, Nishi K. Comparison of atopic cough with cough variant asthma: is atopic cough a precursor of asthma? Thorax. 2003;58(1):14-18.

25. Matsumoto H, Niimi A, Takemura M, et al. Prognosis of cough variant asthma: a retrospective analysis. J Asthma. 2006;43(2):131-135.

26. Matsuoka H, Niimi A, Matsumoto H, et al. Inflammatory subtypes in cough-variant asthma: association with maintenance doses of inhaled corticosteroids. Chest. 2010;138(6):1418-1425.

27. Sano T, Ueda H, Bando H. A preliminary study of PEFR monitoring in patients with chronic cough. Lung. 2004;182(5):285-295.

28. 加藤冠、田中裕士．遷延性・慢性咳嗽を呈した咳喘息の診断におけるオシレーション法の有用性．アレルギー 2018;67:759-766.

29. Liu Q, Fujimura M, Tachibana H, Myou S, Kasahara K, Yasui M. Characterization of increased cough sensitivity after antigen challenge in guinea pigs. Clin Exp Allergy. 2001;31(3):474-484.

30. Ohkura N, Fujimura M, Hara J, Ohsawa M, Kamei J, Nakao S. Bronchoconstriction-triggered cough in conscious guinea pigs. Exp Lung Res. 2009;35(4):296-306.

31. Freund-Michel VC, Birrell MA, Giembycz MA, Hele DJ, Haj-Yahia S, Belvisi MG. Beta(2)-agonists block tussive responses in guinea pigs via an atypical cAMP-dependent pathway. Eur Respir J. 2010;35(3):647-654.

32. Ohkura N, Fujimura M, Tokuda A, Katayama N. Do beta(2)-agonists inhibit capsaicin-induced cough? Eur Respir J. 2010;36(2):459-460; author reply 460-451.

33. Fujimura M, Sakamoto S, Kamio Y, Matsuda T. Cough receptor sensitivity and bronchial responsiveness in normal and asthmatic subjects. Eur Respir J. 1992;5(3):291-295.

34. Fujimura M, Sakamoto S, Kamio Y, Matsuda T. Effects of methacholine induced bronchoconstriction and procaterol induced bronchodilation on cough receptor sensitivity to inhaled capsaicin and tartaric acid. Thorax. 1992;47(6):441-445.

35. Satia I, Badri H, Woodhead M, O'Byrne PM, Fowler SJ, Smith JA. The interaction between bronchoconstriction and cough in asthma. Thorax. 2017;72(12):1144-1146.

36. Fujimura M, Kamio Y, Hashimoto T, Matsuda T. Cough receptor sensitivity and bronchial responsiveness in patients with only chronic nonproductive cough: in view of effect of bronchodilator therapy. J Asthma. 1994;31(6):463-472.

37. Takemura M, Niimi A, Matsumoto H, et al. Clinical, physiological and anti-inflammatory effect of montelukast in patients with cough variant asthma. Respiration. 2012;83(4):308-315.

38. Fukumitsu K, Kanemitsu Y, Asano T, et al. Tiotropium Attenuates Refractory Cough and Capsaicin Cough Reflex Sensitivity in Patients with Asthma. J Allergy Clin Immunol Pract. 2018;6(5):1613-1620 e1612.

39. Nakajima T, Nishimura Y, Nishiuma T, Kotani Y,

Nakata H, Yokoyama M. Cough sensitivity in pure cough variant asthma elicited using continuous capsaicin inhalation. Allergol Int. 2006;55(2):149-155.

40. Kita T, Fujimura M, Ogawa H, et al. Antitussive effects of the leukotriene receptor antagonist montelukast in patients with cough variant asthma and atopic cough. Allergol Int. 2010;59(2):185-192.

41. Niimi A. Narrative Review: how long should patients with cough variant asthma or non-asthmatic eosinophilic bronchitis be treated? J Thorac Dis. 2021;13(5):3197-3214.

42. Morice AH, Millqvist E, Bieksiene K, et al. ERS guidelines on the diagnosis and treatment of chronic cough in adults and children. Eur Respir J. 2020;55(1).

2) アトピー咳嗽（atopic cough）

（1）疾患概念登場の背景

1979 年に、Corrao らは、気管支拡張薬（主にβ 2- 刺激薬）が有効な慢性咳嗽（主に乾性咳嗽）を呈する疾患を喘息の亜型として報告した[1]。後に Cough variant asthma（咳喘息）と命名された。一方で、気管支拡張薬が無効で、既存の咳喘息の概念に当てはまらない慢性乾性咳嗽患者が多く経験された。1986 年 12 月から 1988 年 7 月に、感冒薬や中枢性鎮咳薬、抗菌薬に抵抗し、1 か月以上持続する咳嗽を主訴に、金沢大学医学部附属病院呼吸器内科を受診した患者 20 名の臨床像が 1989 年に報告された[2]。①全例アトピー素因を有する、②気道過敏性は正常、③気管支拡張薬であるテオフィリンの効果は弱い、④咳嗽には塩酸アゼラスチンが著効する、⑤アゼラスチン無効例には吸入ステロイドが有効、などの特徴を示した[2]。当初は「アレルギー性気管支炎」として報告されたが、生理学的および病理学的な詳細な評価の後に、「アトピー咳嗽」と命名され、2000 年に新たな慢性咳嗽の原因疾患の 1 つとして、本邦から世界に向けて発信された[3]。

病理学的病態の項で示すように、アトピー咳嗽では、気管から主気管支にかけての中枢気道に限局した好酸球性炎症を認める。喉頭アレルギーでは、喉頭披裂部に好酸球性炎症を認める。アトピー咳嗽や咳喘息における喉頭披裂部の好酸球性炎症の存在は不明であり、逆に、喉頭アレルギーにおける下気道の好酸球性炎症の存在も不明である。喉頭アレルギーに対して実施された喉頭披裂部の生検では、約半数にしか好酸球やマスト細胞が検出されず、また、喉頭アレルギーにおけるカプサイシン咳受容体感受性や気管支平滑筋収縮に対する咳嗽反応性の程度も明らかにされていない。したがって、アトピー咳嗽と喉頭アレルギーの異同あるいはオーバーラップについて今後更なる検討が必要である。

（2）臨床像

一般的に、全年齢層に発症するが、中年以降の女性に多い[3-6]。健常者の咳受容体感受性は女性、特に閉経後の女性が最も亢進しており[7,8]、アトピー咳嗽の性差と年齢分布の一部を説明しうる。咳嗽発作の時間帯は、夜間から早朝、就寝時、起床時、夕方の順に多い（重複を含む）[2,4,5]。ほぼ全例に喉の

異常感覚（イガイガ感）の訴えがある[2,4]。咳嗽は、受動喫煙、冷気、会話などによって誘発されやすい（重複を含む）[4,5]。咳嗽の出現時期に関する報告は少ないが，季節性を認めないとする報告がある[2]。喀痰中好酸球増加以外に、アレルギー疾患の合併・既往、末梢血好酸球増加、総 IgE 値増加、特異的 IgE 陽性、アレルゲン皮内反応陽性などのアトピー素因を示す[2,4,5]。総 IgE 値の中央値は 40 ～ 94 IU/mL、特異的 IgE 陽性率は 30 ～ 87.5% と報告されている[3,4,9,10]。

（3）病態
①生理学的病態（図 1）

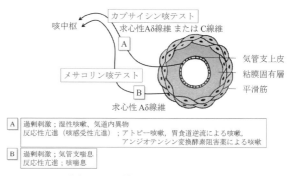

図 1　咳嗽の発生機序と咳嗽反射の求心経路

咳受容体感受性

アトピー咳嗽では、咳嗽症状のある時には、咳受容体感受性は亢進（カプサイシン咳閾値幾何平均値 0.93μM）しており、咳嗽が軽快すると正常化する（幾何平均値 12.4μM）（図 2）[5]ことから、アトピー咳嗽の生理学的基本病態は、咳受容体感受性亢進（上皮咳過敏症）であると考えられる。咳受容体感受性

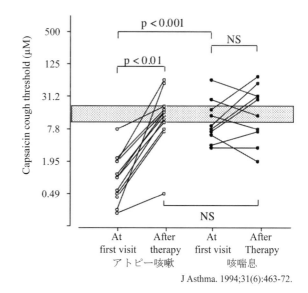

J Asthma. 1994;31(6):463-72.

図 2　咳嗽軽快前後の咳受容体感受性の変化

は咳喘息[5]および気管支喘息[11]において正常であり[11]、副鼻腔気管支症候群においてわずかに亢進している[11]。

気管支平滑筋収縮に対する咳嗽反応性

咳喘息と異なり、気管支平滑筋収縮に対する咳嗽反応性は健常者と同等と考えられる（図3）[12]。

スパイロメトリー肺活量、1秒量（FEV1）、1秒率（FEV$_1$/FVC）、正常範囲である。フローボリューム曲線の下降脚の指標であるV$_{50}$やV$_{25}$は正常範囲である。

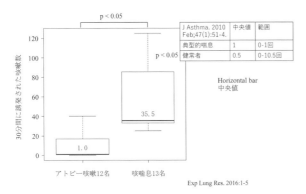

図3　弱い気管支平滑筋収縮による誘発咳嗽数

気道可逆性

アミノフィリン250mg静脈内投与＋サルブタモール300μg吸入による1秒量の平均増加率は、1.8%である[4]。一般的にβ2刺激薬吸入による1秒量の増加率は5%未満と考えられる。1週間のピークフローの日内変動の平均値は咳喘息より有意に小さい[13]。

気道過敏性

メサコリンを用いたPC$_{20}$-FEV$_1$の幾何平均値は15.1mg/dL[4]、23.4mg/dL[5]と正常である。

呼気一酸化窒素濃度

咳喘息や気管支喘息と比較し、アトピー咳嗽では低い（図4）[10]。アトピー咳嗽の好酸球性気道炎症が中枢に限局し、炎症の程度が軽度であることが原因と考えられる。

気流制限

長期的には不可逆的気流制限を引き起こさず[14]、気管支喘息を発症しない[15]。

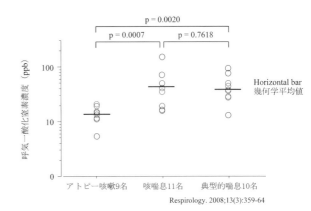

図4　呼気NO濃度の比較（Model 280, Sievers社）

②病理学的病態　喀痰炎症細胞分画

好酸球性気道疾患であり、喀痰中に好酸球が増加する。アトピー咳嗽の88.2%に好酸球が確認される。また好酸球の割合は1-25%であったものが全体の80%、26-75%であったものが、全体の20%であり、好酸球性気道疾患である咳喘息や気管支喘息に比べると少ない[6]。

気管支粘膜生検、気管支肺胞洗浄液

アトピー咳嗽では、気管あるいは気管支粘膜下組織に好酸球浸潤を認め（図5）[3]、咳嗽が重症であると好酸球浸潤の程度が強い[9]。一方、気管支肺胞洗浄液中には、好酸球増加を認めない（図6）[9]。すなわち、アトピー咳嗽の好酸球性炎症は中枢気道に限局し、咳喘息や気管支喘息と異なる。また、好酸球浸潤の程度は、咳喘息や気管支喘息の既報と比べると軽度である。

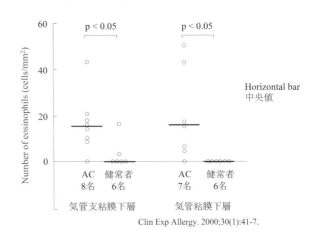

図5　気道粘膜生検における好酸球浸潤

（4）診断

①一時診断（導入治療開始前）

慢性乾性咳嗽をきたす様々な疾患を鑑別する。特に本邦では咳喘息が重要である。そのほか、胃食道

逆流による咳嗽やアンジオテンシン変換酵素阻害薬による咳嗽も鑑別すべきである。

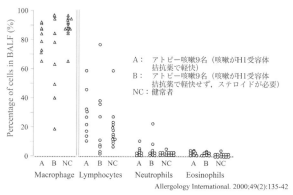

Allergology International. 2000;49(2):135-42
図6　BALF 中の細胞分画

治療的診断

気管支平滑筋収縮による咳嗽（すなわち咳喘息）を間接的に否定するために気管支拡張薬の有効性を評価する。気管支拡張効果の最も強い薬剤は$\beta 2$刺激薬である。咳嗽が軽快しなければ、咳喘息を否定して、アトピー咳嗽と一時診断し治療を開始する

病態的診断

アトピー素因を示唆する所見あるいは好酸球性下気道炎症と、咳受容体感受性亢進を確認できれば、アトピー咳嗽と病態的に一時診断する。

②最終（確定）診断（導入治療成功後）
治療的診断

ヒスタミン H1 受容体拮抗薬や吸入ステロイド薬により咳嗽発作が消失した場合、アトピー咳嗽と最終診断する。

病態的診断

ヒスタミン H1 受容体拮抗薬や吸入ステロイド薬により咳嗽発作が消失し、咳嗽軽快後に咳受容体感受性が正常化した場合、アトピー咳嗽と最終診断する。

＊診断基準：
治療的診断基準
診断基準1～4をすべて満たす。
1. 喘鳴や呼吸困難を伴わない乾性咳嗽が3週間以上持続
2. 気管支拡張薬が無効
3. アトピー素因を示唆する所見（注1のいずれか）または誘発喀痰中好酸球増加の1つ以上を認める。
4. ヒスタミン H1 受容体拮抗薬または／およびステロイド薬にて咳嗽発作が消失。

注1　アトピー素因を示唆する所見
(1) 喘息以外のアレルギー疾患の既往あるいは合併
(2) 末梢血好酸球増加
(3) 血清総 IgE 値の上昇
(4) 特異的 IgE 抗体陽性
(5) アレルゲン皮膚テスト陽性

病態的診断基準
診断基準1～2をすべて満たす。
1. アトピー素因を示唆する所見（注1のいずれか）または誘発喀痰中好酸球増加の1つ以上を認める
2. 咳受容体感受性亢進

(5) 治療（図7）
導入治療（症状を消失させるため）
・ヒスタミン H1 受容体拮抗薬（例：塩酸アゼラスチン錠1mg、1回2錠、1日2回、朝夕食後）
・吸入ステロイド薬（例：フルチカゾンディスカス200μg　1回2吸入、1日2回、朝夕

ヒスタミン H1 受容体拮抗薬が約60％の患者に有効である[3-6]。アトピー咳嗽の好酸球性気道炎症は中枢気道に限局しており、吸入ステロイド薬は粒子径の大きいものが有効と考えられる。咳嗽が消失しなければ1～2週間の経口ステロイド薬（プレドニゾロン20～30mg／日）を併用する。難治例では、図7に示した治療薬の工夫が求められるが、副作用も多くなるため、治療に熟練した専門医が行うべきである。

プレドニゾロンをリンデロン錠（0.5mg）1回4錠1日1回朝食後に変更
↓↑
強化治療　【般】プレドニゾロン錠（5mg）1回4錠，1日1回，朝食後（1～3週間）
↓↑　　　【般】フルチカゾンディスカス（200μg）1日8吸入まで増量

導入治療　1.【般】カルボシステイン錠（500mg）1回1錠，1日3回，毎食後
　　　　　2.【般】アゼラスチン錠（1mg）1回2錠，1日2回，朝夕食後（味覚異常、眠気に注意）
↓↑　　　　3.【般】フルチカゾンディスカス（200μg）1日2回，1回2吸入（嗄声に注意）

長期管理　2.→1.の順に終了
　　　　　→3.を【般】ブデソニドタービュヘイラー（200μg）1日2回，1回2吸入にステップダウン
　　　　　→さらに，1日2回，1回1吸入にステップダウンして再燃なければ終了
オプション　【般】イトラコナゾール（50mg）1回1錠，1日2回
　　　　　　【般】チオトロピウムレスピマット
　　　　　　【般】セラトロダスト（60mg）1回1錠，1日1回（肝障害に注意

図7　アトピー咳嗽処方例

金沢大学附属病院での慢性咳嗽の治療成績

2014年4月1日～2015年3月31日

慢性咳嗽患者	54例
治療的診断が不十分	16例（29.6%）
咳嗽が自然に軽快	2例
十分な治療的診断が実施できた	36例
咳嗽消失	31/36例（86.1%）

原因の内訳

咳喘息	7/36例（19.4%）
アトピー咳嗽	8/36例（22.2%）
副鼻腔気管支症候群	6/36例（16.7%）
診断的治療不成功	5/36例（13.9%）
1～20%残存	1/36例（2.8%）
21～50%残存	1/36例（2.8%）
51～70%残存	1/36例（2.8%）
71～100%残存	2/36例（5.6%）

長期治療（長期コントロールが必要な場合）

　長期的に気管支喘息を発症せず、不可逆的気流制限を引き起こさないため、咳嗽が消失すれば、治療は中止可能であり、長期管理は不要である。咳嗽が軽快し治療を中止すると約4年間で約50%に咳嗽の再燃を認める[15]が、再燃時には同様の治療を再度行う。

（6）その他

　アトピー咳嗽における原因抗原は明らかではない。しかし、担子菌などの環境落下真菌が原因抗原とする報告もある[16-18]。

文献

1. Corrao WM, Braman SS, Irwin RS. Chronic cough as the sole presenting manifestation of bronchial asthma. N Engl J Med1979 Mar;300(12):633-7.

2. 藤村政樹．アトピー素因を有する咳嗽患者の臨床像　ーいわゆるアレルギー性気管支炎ー．アレルギーの臨床 1989;9(5):66-9.

3. Fujimura M, Ogawa H, Yasui M, Matsuda T. Eosinophilic tracheobronchitis and airway cough hypersensitivity in chronic non-productive cough. Clin Exp Allergy2000 Jan;30(1):41-7.

4. Fujimura M, Sakamoto S, Matsuda T. Bronchodilator-resistive cough in atopic patients: bronchial reversibility and hyperresponsiveness. Intern Med1992 Apr;31(4):447-52.

5. Fujimura M, Kamio Y, Hashimoto T, Matsuda T. Cough receptor sensitivity and bronchial responsiveness in patients with only chronic nonproductive cough: in view of effect of bronchodilator therapy. J Asthma1994;31(6):463-72.

6. Fujimura M, Songür N, Kamio Y, Matsuda T. Detection of eosinophils in hypertonic saline-induced sputum in patients with chronic nonproductive cough. J Asthma1997;34(2):119-26.

7. Fujimura M, Sakamoto S, Kamio Y, Matsuda T. Sex difference in the inhaled tartaric acid cough threshold in non-atopic healthy subjects. Thorax 1990 Aug;45(8):633-4.

8. Fujimura M, Kasahara K, Kamio Y, Naruse M, Hashimoto T, Matsuda T. Female gender as a determinant of cough threshold to inhaled capsaicin. Eur Respir J 1996 Aug;9(8):1624-6.

9. Fujimura M, Nishi K, Ohka T, Yasui M, Kasahara K. Bronchial biopsy and sequential bronchoalveolar lavage in atopic cough: In view of the effect of histamine H1-receptor antagonists. Allergol Int 2000;49(2):135-42.

10. Fujimura M, Ohkura N, Abo M, Furusho S, Waseda Y, Ichikawa Y, et al. Exhaled nitric oxide levels in

patients with atopic cough and cough variant asthma. Respirology 2008 May;13(3):359-64.

11. Fujimura M, Kamio Y, Hashimoto T, Matsuda T. Airway cough sensitivity to inhaled capsaicin and bronchial responsiveness to methacholine in asthmatic and bronchitic subjects. Respirology1998 Dec;3(4):267-72.

12. Ohkura N, Hara J, Sakai T, Okazaki A, Abo M, Kasahara K, et al. Bronchoconstriction-triggered cough in atopic cough: A retrospective study. Exp Lung Res2016 Jun:1-5.

13. 小川晴彦, 藤村政樹, 坂本さゆり, 西耕一, 松田保. Atopic cough（非喘息性好酸球性気管支炎）の臨床像と気道の咳受体感受性に関する基礎的検討. 気管支学 1992;14(8):808-11.

14. Fujimura M, Nishizawa Y, Nishitsuji M, Abo M, Kita T, Nomura S. Longitudinal decline in pulmonary function in atopic cough and cough variant asthma. Clin Exp Allergy 2003 May;33(5):588-94.

15. Fujimura M, Ogawa H, Nishizawa Y, Nishi K. Comparison of atopic cough with cough variant asthma: is atopic cough a precursor of asthma? Thorax 2003 Jan;58(1):14-8.

16. Ogawa H, Fujimura M, Myou S, Kitagawa M, Matsuda T. Eosinophilic tracheobronchitis with cough hypersensitivity caused by Streptomyces albus antigen. Allergol Int 2000;49(1):83-7.

17. 小川晴彦, 藤村政樹, 松本依小, 松田保, 北川正信. Pichia guilliermondii によるアトピー咳嗽の1例. 日呼吸会誌 1999;37(3):209-13.

18. 小川晴彦, 藤村政樹. 環境真菌が原因と考えられた難治性アトピー咳嗽の4例. アレルギーの臨床 2001;21:71-5.

3）喉頭アレルギー（laryngeal allergy）

（1）疾患概念登場の背景

　花粉症の時期に、咳嗽や咽喉頭異常感などの喉頭症状を訴える患者に遭遇することは多い。このような症状の原因として、喉頭におけるＩ型慢性アレルギーの存在が想定され、喉頭披裂部での肥満細胞の集簇の報告などより、喉頭特に披裂部が鼻腔と同様Ｉ型アレルギーの発現部位であることが想定されている。この喉頭におけるＩ型慢性アレルギーを喉頭アレルギーとして、耳鼻咽喉科において徐々にその概念の普及が図られてきた。近年、日本耳鼻咽喉科学会誌の専門医通信[1]や、日本呼吸器学会による咳嗽・喀痰ガイドライン[2]への喉頭アレルギー（慢性）としての掲載など耳鼻咽喉科、呼吸器内科に一定の認知は得られつつある。

（2）疾患概念

　花粉症における喉頭症状は以前より知られており、喉頭特に披裂部での肥満細胞の集簇の報告などより、喉頭特に披裂部が鼻腔と同様Ｉ型アレルギーの発現部位であることが報告されている[1]。欧米においては、古くより喉頭アレルギーは、急激に発症する重篤な声門浮腫を伴う全身アナフィラキシーの一部分症状としての報告があり[2]、1974年には、Pangが慢性の喉頭アレルギーについて報告を行なっている[3]。喉頭アレルギーとは、鼻や口腔より吸入された抗原により喉頭粘膜に引き起こされる、慢性のＩ型アレルギー疾患であり、その抗原によって、季節性喉頭アレルギーと通年性喉頭アレルギーに分類される。喉頭アレルギーの主症状は、慢性咳嗽と咽喉頭異常感である。感冒薬、鎮咳剤は無効で、ヒスタミンH1拮抗薬が著効することを特徴とする[4-7]。

　喉頭アレルギーの頻度の報告は、副鼻腔炎による湿性咳嗽を除外した報告で13%[8]、耳鼻咽喉科外来を受診する慢性咳嗽、咽喉頭異常感を主訴とする患者で20%程度と報告されている[9]。一方、花粉飛散期に喉頭症状を示す、季節性喉頭アレルギーについてみると、花粉症中の喉頭アレルギーの合併頻度に関しては、スギ花粉症の30-50%に咳嗽や喉頭症状を認めることや、シラカンバ花粉症の55%に喉頭アレルギーを認めることが報告されている[10,11]。
　一般に花粉症患者に喉頭症状を示す例は頻度が高く、このため季節性の症例は通年性の症例よりも多いと考えられている。しかし、花粉症に伴う後鼻漏の合併例での診断は困難になることもある。喉頭アレルギーは喉頭における慢性アレルギーとして、呼吸器学会の咳嗽・喀痰の診療ガイドライン2019に記載されている。

（3）診断基準

　喉頭アレルギーの診断について診断基準の必要性が認識され、1995年に喉頭アレルギー研究会世話人会により初めて診断基準が提唱された。しかし、咳喘息、アトピー咳嗽などの、乾性咳嗽とアトピー素因を持つ疾患との鑑別診断が難しかった点と、胃食道逆流症による慢性咳嗽の存在が明らかになり、その鑑別の必要性により、これを改良して2000年に新しい喉頭アレルギー診断基準（2000年案）が、喉頭アレルギー多施設共同研究班により提唱された。この時点で、臨床利用の利便性を意図して、診断基準を臨床研究に耐えうる「きびしい」基準に加えて、一般臨床に利用しやすい「あまい」基準を提唱した。さらに、2005年、共同研究班の流れを汲む日本咳嗽研究会耳鼻咽喉分科会より、後鼻漏症候群の鑑別を強調し、症状持続期間が短く急性に発症する花粉症による喉頭アレルギーを通年性喉頭アレルギーと分離した、新しい診断基準（2005年案）が示された[7]。その後、2005年案を基本に改訂が続けられている。

　現在、診断基準の改訂は、日本喉頭学会に所属する、喉頭アレルギー診断基準検討委員会により継続されている。最新の診断基準は2011年に提唱された2011年版である[7-9]。表１に通年性喉頭アレルギーの「きびしい」診断基準（2011年）、表２に季節性喉頭アレルギーの「きびしい」基準（2911年）、表３に通年性喉頭アレルギーの「あまい」診断基準（2011年）、表４に季節性喉頭アレルギーの「あまい」基準（2011年）を示す。喉頭アレルギー診断のポイントは、「きびしい」基準では、主症状である、咳嗽、咽喉頭異常感を８週以上持続するものと定義し、アトピー素因の存在、下気道疾患の鑑別、胃食道逆流、後鼻漏症候群の鑑別除外を行い、症状がヒスタミンH1受容体拮抗薬で著明改善することを要件としている。季節性の基準は、通年性喉頭アレルギー診断基準の１と２を、花粉飛散時期として、期間の条件を外したものである。また、「あまい」診

断基準は、通年性の症状持続期間を３週間とし、後鼻漏、胃食道逆流症の鑑別を必要条件から外すことで、日常臨床に利用しやすく考慮したものである。

また、治療効果の判定に関して、自覚症状の改善を有効（50%）、著明改善（75%）、消失(100%)と改善度の基準を明記した。

なお、呼吸器学会から発刊された、喀痰・咳嗽ガイドラインでは、一般内科医を対象とした関係上、あまい基準を基本に一部きびしい基準を加味した、折衷案を掲載している[2]。

表1　通年性喉頭アレルギーのきびしい診断基準 (2011)

1　喘鳴を伴わない8週間以上持続する乾性咳嗽

2　8週間以上持続する咽喉頭異常感（痰のからんだような感じ、掻痒感、イガイガ感、チクチクした咽頭痛など)

3　アトピー素因を示唆する所見（注１）の１つ以上認める

4　急性感染性喉頭炎、非特異的喉頭感染症（結核、梅毒、ジフテリアなど）、喉頭真菌症、異物、腫瘍などその他の咳や異常感の原因となる局所所見がないこと（典型所見としては披裂部蒼浮腫状腫脹を認める)

5　胸部X線撮影、肺機能検査が正常

6　胃食道逆流症(注２)、後鼻漏(注3)が想定されない

7　症状がヒスタミンH１拮抗薬で著明改善もしくは消失する

注4：：著明改善とは自覚症状の75%以上、消失は100%改善とする

追加事項：上記の内、１が欠落した場合には、5は満たさなくてもよい

注1：アトピー素因を示唆する所見
(1)喘息以外のアレルギー疾患の既往あるいは合併
(2)末梢血好酸球増加
(3)血清総IgE値の上昇
(4)特異的IgE陽性
(5)アレルゲン比内テスト即時型反応陽性
　　　（１つ以上認める）

注2：逆流性食道炎が想定される所見
(1)24時間pHが胃食道逆流陽性
(2)食道ファイバーで胃食道逆流所見陽性
(3)食道透視で胃食道逆流所見陽性
(4)咳嗽、異常感がPPIで著名改善もしくは消失する
(5)吃逆、胸焼け、呑酸がある
　　　（１つ以上認める）

注3：後鼻漏が想定される所見
(1)後鼻漏を明確に訴える
(2)咽頭後壁に後鼻漏を認める
(3)鼻咽腔ファイバーで鼻咽腔に後鼻漏を認める
　　　（１つ以上認める）

表2　季節性喉頭アレルギーのきびしい診断基準　(2011)

1　原因花粉飛散時期の前後を含めた喘鳴を伴わない乾性咳嗽

2　原因花粉飛散時期の前後を含めた咽喉頭異常感（痰のからんだような感じ、掻痒感、イガイガ感、チクチクした咽頭痛など)

3　原因花粉即時型アレルギーの証明（注１）

4　急性感染性喉頭炎、非特異的喉頭感染症（結核、梅毒、ジフテリアなど）、喉頭真菌症、異物、腫瘍などその他の咳や異常感の原因となる局所所見がないこと（典型所見としては披裂部蒼浮腫状腫脹を認める)

5　胸部X線撮影、肺機能検査が正常

6　胃食道逆流症(注２)、後鼻漏(注3)が想定されない

7　症状がヒスタミンH１拮抗薬で著名改善もしくは消失する

注4:著明改善とは自覚症状の75%以上、消失は100%改善とする

追加事項：a.上記の内、１が欠落した場合には、5は満たさなくてもよい
　　　　　　b.原因花粉による鼻炎、結膜炎症状があっても診断には支障ない

注1：原因花粉即時型アレルギーの証明
(1)原因花粉アレルゲン皮内テスト即時型反応陽性
(2)末梢血原因花粉特異的IgE抗体陽性
　　　（１つ以上認める）

注2：逆流性食道炎が想定される所見
(1)24時間pHが胃食道逆流陽性
(2)食道ファイバーで胃食道逆流所見陽性
(3)食道透視で胃食道逆流所見陽性
(4)咳嗽、異常感がPPIで著名改善もしくは消失する
(5)吃逆、胸焼け、呑酸がある
　　　（１つ以上認める）

注3：後鼻漏が想定される所見
(1)後鼻漏を明確に訴える
(2)咽頭後壁に後鼻漏を認める
(3)鼻咽腔ファイバーで鼻咽腔に後鼻漏を認める
　　　（１つ以上認める）

表3　通年性喉頭アレルギーのあまい診断基準　（2011）

1	喘鳴を伴わない3週間以上持続する乾性咳嗽
2	3週間以上持続する咽喉頭異常感（痰のからんだような感じ、掻痒感、イガイガ感、チクチクした咽頭痛など）
3	アトピー素因を示唆する所見（注1）の1つ以上認める
4	急性感染性喉頭炎、非特異的喉頭感染症（結核、梅毒、ジフテリアなど）、喉頭真菌症、異物、腫瘍などその他の咳や異常感の原因となる局所所見がないこと（典型所見としては披裂部蒼浮腫状腫脹を認める）
5	症状がヒスタミンH1拮抗薬が有効

追加事項：上記の内、1が欠落してもよい

注1：アトピー素因を示唆する所見　　　　注2：有効とは自覚症状の50%以上の改善とする。

(1)喘息以外のアレルギー疾患の既往あるいは合併
(2)末梢血好酸球増加
(3)血清総IgE値の上昇
(4)特異的IgE陽性
(5)アレルゲン比内テスト即時型反応陽性
　　　　　（1つ以上認める）

表4　季節性喉頭アレルギーのあまい診断基準　（2011）

1	原因花粉飛散時期の前後を含めた喘鳴を伴わない乾性咳嗽
2	原因花粉飛散時期の前後を含めた咽喉頭異常感（痰のからんだような感じ、掻痒感、イガイガ感、チクチクした咽頭痛など）
3	原因花粉即時型アレルギーの証明（注1）
4	急性感染性喉頭炎、非特異的喉頭感染症（結核、梅毒、ジフテリアなど）、喉頭真菌症、異物、腫瘍などその他の咳や異常感の原因となる局所所見がないこと（典型所見としては披裂部蒼浮腫状腫脹を認める）
5	症状がヒスタミンH1拮抗薬で有効

追加事項：a.上記の内、1が欠落した場合には、5は満たさなくてもよい
　　　　　b.原因花粉による鼻炎、結膜炎症状があっても診断には支障ない

注1：原因花粉即時型アレルギーの証明　　　　注2：有効とは自覚症状の50%以上の改善とする。

(1)原因花粉アレルゲン皮内テスト即時型反応陽性
(2)末梢血原因花粉特異的IgE抗体陽性
　　　　　（1つ以上認める）

（4）鑑別診断

　鑑別診断は、アトピー素因を持ち、感冒薬、鎮咳剤が無効な疾患（アトピー咳嗽、咳喘息など）が慢性咳嗽を呈する面より重要である。特にアトピー咳嗽とは，きわめて類似した疾患であるが、喉頭中心に病変とを認める喉頭アレルギーに対して、アトピー咳嗽は気管～主気管支に限局した好酸球性炎症と考えられている。それ以外に、胃食道逆流症（GERD）、後鼻漏症候群、かぜ症候群後遷延性咳嗽、薬剤誘発性咳嗽、心因性・習慣性咳嗽、気道異物などが挙げられる。鑑別診断には、胃食道逆流の影響が大きいことを考慮し、最初に問診票（Fスケールを使用）を用いてGERRのスクリーニングを行う。疑い例には積極的にプロトンポンブ阻害薬（PPI）を投与する。また、副鼻腔炎の評価のため副鼻腔CT、必要に応じて、下気道病変の除外のための胸部CTの撮影、CAP-RAST検査、鼻腔、咽頭のスメア検査(好酸球、好中球)を行い、アトピー

性の診断、抗原の検索を行なう。さらに、鼻腔、咽頭、喉頭の内視鏡検査にて、鼻内の形状、ポリープの有無、後鼻漏の存在、炎症性および腫瘍性病変の鑑別を行なう[3,4,7]。症例によっては、呼吸機能検査を行ない、呼吸器内科へのコンサルトも、副鼻腔気管支症候群などを軸に積極的に行なうべきである。診断の問題点として、アレルギー性鼻炎に伴う水様性の後鼻漏の問題がある。このような症例は、他の部分では「きびしい」基準に一致している例が多く、咽頭症状、咳嗽が喉頭アレルギーか、後鼻漏か判然としない例であり、通年性より季節性でその割合が高かった。以上より喉頭アレルギーの診断にあたっては、咳喘息をはじめとする、呼吸器内科疾患との鑑別、GERD、後鼻漏症候群の合併に留意することが必要である。

（5）治療

喉頭アレルギーの治療は、ヒスタミンH1受容体拮抗薬が基本となる[14-16]。効果不十分な場合は吸入ステロイド薬の追加を考える。吸入ステロイドは喉頭アレルギーに対して有効と考えられるが、同時に咳喘息にも効果があるため早期に用いると鑑別診断が困難になる可能性もあるためである。他に漢方薬の有効性について、麦門冬湯、麻黄附子細辛湯についての報告がある[17,18]。また、喉頭アレルギーは、さまざまな病態が混在していることが多く、治療が困難な場合がある。1つに、季節性喉頭アレルギーの場合に多く見られる、後鼻漏の合併がある。スギ花粉症に伴う、咳、咽喉頭異常感に水様性の後鼻漏を合併している場合には、点鼻ステロイド薬を併用することが重要である。また、GERDの合併も多く見られ、PPIの投与による治療的診断が行われる。実際の治療に際しては、投薬による患者の症状の変化、所見の変化を評価しつつ治療法を変更していくことが重要である。

文献

1. 阪本浩一：喉頭アレルギーの診断と治療．日本耳鼻咽喉科学会．122(1),70-72, 2019.
2. 阪本浩一：喉頭アレルギー．日本呼吸器学会咳嗽・喀痰の診療ガイドライン作成委員会編、咳嗽・喀痰の診療ガイドライン(2019)、pp78-80、メディカルレビュー社、東京、2019.
3. Sakurai K, Naito K, Ishii G,et al. Influence of local antigen exposure dose in the upper respiratory tract on sensitization with cedar pollen. Allergol Int 51:9-12, 2002.
4. Williams RI. Allergy of Laryngitis. Ann Otol Rhinol Laryngol 81:558-565, 1971.
5. Pang LQ: Allergy of the larynx, trachea, and bronchial tree. Otolaryngol Clin North Am.7:719-735,1974.
6. 内藤健晴：喉頭アレルギー．日本咳嗽研究会、アトピー咳嗽研究会編、慢性咳嗽の診断と治療に関する指針(2005年版)、pp16-21、前田書店、金沢、2006.
7. 内藤健晴．喉頭アレルギー．　耳喉頭頸　87:803-807,2015
8. 阪本浩一．喉頭アレルギー．アレルギーの臨床　33(9)：48–53，2013
9. 井門謙太郎，平川勝洋，渡部　浩．通年性喉頭アレルギーの抗原および喉頭所見について-きびしい診断基準に基づいた検討．喉頭29:1-7,2017.
10. 清水秀康：慢性咳嗽の原因疾患の頻度とその臨床像に関する研究．藤田学園医学会雑誌学位論文集,pp283-297,2008.
11. 阪本浩一：耳鼻咽喉科外来における慢性咳嗽の臨床—喉頭アレルギー・後鼻漏症候群を中心に．日気管食道会報63(2):99-101,2012.
12. 増田佐和子：季節性喉頭アレルギーと診断された小児の一例．喉頭27:10-13,2015.
13. 片田彰宏，國部　勇，吉崎智貴，他．シラカンバ花粉症患者における咽頭喉頭症状と喉頭アレルギー．喉頭23:12-18,2011.
14. 阪本浩一．喉頭アレルギーへの薬物療法．耳鼻頭頸86: 238-244 ,2014.
15. 内藤健晴．他：厳格に喉頭アレルギーと診断した症例に対する塩酸セチジリンの有効性．耳鼻咽喉科免疫アレルギー,24:25-29,2006.
16. Yamamoto H, Yamada T, Kubo S, et al: Efficacy of oral olopatadine hydrochloride for the treatment of seasonal allergic rhinitis: A randomized, double-blind, placebo-controlled study. Allergy Asthma Proc 31:296-303,2010.
17. 内藤健晴, 他：麦門冬湯を使用した持続性咳嗽症例．漢方と免疫・アレルギー，17:54-65,2004.
18. 馬場　錬, 他：喉頭アレルギーに対する麻黄附子細辛湯の有効性について．アレルギー,29:998,2000.

2. 好中球性気道疾患群（neutrophilic airway disorders）

1）慢性気管支炎（chronic bronchitis）

(1) 概念

慢性気管支炎とは、慢性湿性咳嗽を主たる症状とする患者における臨床的診断名である。本邦を含め世界の先進諸国で見られる慢性気管支炎のほとんどは喫煙刺激による気管支炎とされている。慢性気管支炎という病名の概念・定義については、慢性閉塞性肺疾患（chronic obstructive pulmonary disease; COPD）との異同を含めて多くの混乱がある。このため本疾患の理解には諸外国、特に英国と米国における慢性気管支炎の歴史的背景の理解が必要である。表1に慢性閉塞性肺疾患（COPD）の典型的な臨床像2型[1]を示す。

(2) 英国と米国における慢性気管支炎

慢性気管支炎（chronic bronchitis）との疾患名は英国で初めて使用された。第二次世界大戦後の英国においては、結核が激減、さらに産業や家庭暖房に用いられた石炭による大気汚染、高い喫煙率、高齢化社会の到来もあり、慢性気管支炎が急増していた。

これを受け、Fletcher は 1959 年に慢性気管支炎は「2冬連続して少なくとも冬期3ヶ月間ほとんど毎日、咳・痰が存在し、このような症状が気管支拡張症や肺結核のような肺、気管支の限局性病巣によるものではない」と定義した[2]。この定義は Chiba Guest Symposium などの慢性気管支炎のその後の考え方に大きな影響を与えて今日に至っている[3,4]。

米国においても 1950 年代後半から喫煙が原因とされる肺気腫が増加していた[5]。英国での慢性気管支炎（British bronchitis）、米国での肺気腫（American emphysema）について、1959〜1961 年にかけて英国および米国の研究者が相互に両国を往復して活発に意見交換し、1964 年に Fletcher、Burrows は同一の患者選択基準（男性、45〜65 歳、1秒率60% 以下）に従って抽出した症例における、臨床症状、胸部 X 線所見、呼吸機能検査について系統的に比較検討した。これにより英国と米国の症例には明らかな差異はなく、ほとんど共通的な非特異的な慢性の広範な気道狭窄を呈する同一疾患群であることが判明し、COLD（chronic obstructive lung disease）という疾患名が提唱された[1,6]。1975 年には ATS（American Thoracic Society）と ACCP（American college of Chest Physicians）が従来の疾患群を整理し、慢性気管支炎については病因論の立場を基礎に、肺気腫については病理形態学的な立場を基礎に診断することとなり、COPD（chronic obstructive pulmonary disease）と包括的に命名して今日に至っている[7,8]。

英国においては 1965 年に Medical Research Council により慢性気管支炎は、単純性慢性気管支炎、慢性・反復性粘膿性気管支炎、慢性閉塞性気管支炎に分類され、この経過をたどって悪化する

表1　慢性閉塞性肺疾患（COPD）の典型的な臨床像2型（%）

	肺気腫型（A型, pink puffers）	慢性気管支炎型（B型, blue bloaters）
発症	比較的高年　60±	比較的若年, 小児期,　50±
呼吸困難	高度	軽度
喀痰	粘性, 少量	10 ml 以上, しばしば膿性
気道感染	まれ	しばしば
胸部レントゲン像	機種性変化	炎症性変化
慢性肺性心	まれ	しばしば
赤血球増加症	まれ	しばしば
肺活量	減少軽度	減少高度
残機量	高度増加	中等度増加
全肺気量	確実に増加	正常か減少
PaCO2 (mmHg)	35〜40	50〜60
PaO2 (mmHg)	65〜75	45〜60
ヘマトクリット（%）	35〜45	50〜55
DLCO/VA	高度低下	正常か, わずかに低下

ものと考えられていた[9]。しかし単純性慢性気管支炎、慢性・反復性粘膿性気管支炎は気管支拡張症であることがその後判明し、慢性閉塞性気管支炎は chronic bronchitis and emphysema（慢性気管支炎／肺気腫）と現在は呼ばれている病態であり、COPD と同意義語であるとされている。また、単純性慢性気管支炎は喫煙刺激による気管支炎で、閉塞性障害は有さないため COPD には進展していない患者と考えられている。英国では慢性気管支炎という病名は chronic bronchitis and emphysema（慢性気管支炎／肺気腫）の略語として COPD と全く同義語として使用され、慢性気管支炎は喫煙刺激による chronic bronchitis and emphysema であると理解されている。

（3）日本における慢性気管支炎

1960 年前後から慢性気管支炎、肺気腫、COPD といった閉塞性肺疾患に関する概念が本邦に紹介され、日本においてもその病態の把握がなされてきた。ところが本邦では慢性気管支炎の概念が広く咳や痰の愁訴を有するものにまで拡大され、もともとの Fletcher の慢性気管支炎に含まれていない塵肺症、肺結核、肺腫瘍に続発した気管支炎までが慢性気管支炎に含まれるに至った。さらに長期にわたり慢性気管支炎は感染症としての取扱いが続き抗菌薬投与の対象疾患として位置付けられ、加えて 1990 年代までびまん性汎細気管支炎まで慢性気管支炎に含まれるといった状況が続いていた[10]。

1999 年になり本邦においても『COPD 診断と治療のためのガイドライン』[11]が発表され、ここで「COPD とは、慢性気管支炎、肺気腫、または両者の併発により惹起される閉塞性換気障害を特徴とする疾患である。慢性気管支炎は、慢性または反復性に喀出される気道分泌の増加状態でこのような状態が少なくとも 2 年以上連続し、1 年のうち少なくとも 3 ヶ月以上、大部分の日に認められる病態で、他の肺疾患や心疾患に起因するものを除外する」と定義された。この定義は 1995 年の ATS[12]、ERS (European Respiratory Society)[4]、2006 年の ACCP のガイドライン[4]にそれぞれ準拠していること、『COPD 診断と治療のためのガイドライン 2018』[13]でも、慢性気管支炎は「喀痰症状が年に 3 ヶ月以上あり、それが 2 年以上連続して認められることが基本条件となる」と定義されていることか

ら、現在では本邦と欧米には慢性気管支炎に関する認識については差がないとみなされている。

（4）慢性気管支炎の診断と治療

慢性気管支炎の診断には、上述の欧米および本邦における歴史的な変遷を理解する必要がある。しかし日本においては保険診療のための単なるレセプト病名として使われてきたという慢性気管支炎の特殊な経緯にも注意する必要がある[1]。

このような状況から「慢性気管支炎とは、喫煙や大気汚染などによる気道の慢性炎症により長期にわたり咳、痰が持続する疾患で、他の心肺疾患や耳鼻科疾患によらないものである。長期とは 2 年以上連続して少なくとも冬期に 3 ヶ月以上毎日みられることをいう」と理解するのがよい。すなわち現時点では慢性気管支炎は喫煙刺激による閉塞性障害を伴わない単純性慢性気管支炎と理解するのが現実的である。ただしこの定義にある「2 年以上連続して少なくとも冬期に 3 ヶ月以上」という期間は、当時ロンドンの煙霧により呼吸器症状に苦しんだ郵便配達人の休業補償のための社会医学的な診断であって医学的な意味はないとされている[2,10]。このためこの 2 冬、3 ヶ月という期間にこだわる必然性はないものと考えられる。

これらの状況からの慢性咳嗽の臨床研究における対象者の選択基準とすべき慢性気管支炎の診断基準を表 2 に示す[1,14,15]。

慢性気管支炎の最も効果的な治療法は、主な原因となる有害吸入物質であるタバコ煙を避けることであり、すなわち禁煙ということになる[4,12,16]。

表 2　慢性気管支炎の診断基準

1. 現喫煙者
2. 湿性咳嗽
3. 禁煙で軽快する

【化学物質（揮発性有機溶媒など）による咳嗽】
有機溶剤中毒

有機溶剤とは、油、ロウ、樹脂、ゴム、塗料など水に溶けないものを溶かす有機化合物で、揮発しやすく工業的な用途に使うものを指す[17]。石油化学工場の発展や需要の増加に伴い、日本におけるトリクロルエチレンなどの塩素系溶剤の使用量は 1960 年代から増加している。特に有害なものについては

有機溶剤中毒予防規則、特定化学物質等障害予防規則で法律による規則が定められている。しかし現実には新規溶剤も多く開発されており、実際には500種類近くの有機溶剤が使われているとされている。これらの新しい溶剤やそれを混合した場合の慢性毒性に関しては不明な点も多く、急性および慢性中毒の症状の1つとして咳嗽をきたしうる。

文献

1. 「慢性咳嗽を診る　改訂版」藤村政樹(編).東京:メディカルレビュー社;2001.

2. Fletcher CM. Chronic bronchitis. Its prevalence, nature, and pathogenesis. Am Rev Respir Dis. 1959 Oct;80:483-94. doi: 10.1164/arrd.1959.80.4P1.483.

3. Terminology definition and classification of chronic pulmonary emphysema and related condition. A report of the conclusion of the Chiba Guest symposium. Thorax 12: 286-299, 1959.

4. Braman SS: Chronic cough due to chronic bronchitis. ACCP Evidence-based clinical practice guidelines. Chest 129: 104S-115S, 2006.

5. American Thoracic Society: A statement by the committee on diagnostic standards for non-tuberculous respiratory disease. Chropnic bronchitis, asthma and pulmonary emphysema. Am Rev Respir Dis 85: 762-768, 1962.

6. A statement of the committee on therapy.: Chronic obstructive lung disease. Am Rev Respir Dis 92: 513-518, 1965.

7. American college of Chest Physicians - American Thoracic Society Pulmonary terms and symbols. A report of the ACCP-ATS joint committee on pulmonary nomenclature Chest 67: 583-593, 1975.

8. American Thoracic Society: Standards for the diagnosis and care of patients with obstructive pulmonary disease (COPD) and asthma. Am Rev Respir Dis 136: 225-244, 1987.

9. A report to the Medical Research Council by their committee on the aetiology of chronic bronchitis: definition and classification of the chronic bronchitis for clinical and epidemiological purposes. Lancet 1: 775-779, 1965.

10. 泉孝英:閉塞性肺疾患-研究の歴史・今後の課題-.最新医学 45: 5-16, 1990.

11. 日本呼吸器学会COPDガイドライン作成委員会:」"COPD（慢性閉塞性肺疾患）診断と治療のためのガイドライン". メディカルレビュー社, 大阪, 1999, p1-95

12. Celli BR, Snider GL, Heffnerr J, et al. : Standards for the diagnosis and care of the patients with chronic obstructive pulmonaryu disease. Am J Respir Crit Care Med 152: S77-S120, 1995.

13. 日本呼吸器学会COPDガイドライン第5版作成委員会:"COPD（慢性閉塞性肺疾患）診断と治療のためのガイドライン2018". メディカルレビュー社, 大阪, 2018, p1-169

14. 咳嗽研究会, アトピー咳嗽研究会:"慢性咳嗽の診断と治療に関する指針2005年度版". 2006年2月10日

15. 咳嗽・喀痰の診療ガイドライン2019.日本呼吸器学会咳嗽・喀痰の診療ガイドライン2019作成委員会(編).東京:メディカルレビュー社;2019.

16. Siafakas NM, Vermeire P, Pride NB, et al.: Optimal assessment and management of chronic obstructive pulmonary disease (COPD). Eur Respir J 8: 1398-1420, 1995

17. Tarlo SM: Cough: Occupational and environmental considerations. ACCP Evidence-based clinical practice guidelines. Chest 129: 186S-196S, 2006.

2）副鼻腔気管支症候群（sinobronchial syndrome：SBS）

（1）疾患概念登場の背景

欧米では 1990 年代初頭から上気道と下気道の慢性炎症性疾患の合併例が認識されるようになり、Greenberg は 1966 年に"副鼻腔気管支症候群（sinobronchial syndrome：SBS)"という症候名を初めて記載した[1]。わが国では 1979 年に三上らが呼吸器内科領域における SBS の臨床像をまとめ[2]、疾患概念を普及させた。現在、SBS は慢性湿性咳嗽を呈する代表的疾患群であり[3]、慢性・反復性の好中球性の気道炎症を上気道と下気道に合併した病態と定義される[4]。SBS における上気道病変は好中球性副鼻腔炎であるが、下気道病変は慢性気管支炎（chronic bronchitis: CB）型、気管支拡張症（bronchiectasis: BE）型、あるいはびまん性汎細気管支炎（diffuse panbronchiolitis: DPB）の 3 種類に分けられる。なお、SBS における CB 型は副鼻腔炎を伴わない喫煙が原因のいわゆる"慢性気管支炎"とは異なる疾患である。欧米のガイドラインでは、SBS に類似の疾患概念として上気道咳症候群（upper airway cough syndrome: UACS）や鼻副鼻腔炎（rinosinusitis）が記載されている。欧米の副鼻腔炎には好酸球性／アレルギー性副鼻腔炎も含まれており、好中球性副鼻腔炎に限定した本邦の SBS とは異なる疾患概念である[5]。また、耳鼻科領域では、primary ciliary dyskinesia のような原発性の線毛機能不全による上・下気道炎症疾患群に限定して SBS の疾患名が用いられている[6]。

（2）病態（図1）

①生理学的病態

過剰に産生された下気道分泌液による物理的刺激により、気道壁表層に分布する知覚神経終末（咳受容体）が刺激され、咳嗽が発生する[7,8]。分泌液を末梢気道から中枢気道へ輸送する粘液・線毛クリアランス（muco-ciliary clearance：MCC）も障害されている[9]。過分泌状態や MCC の障害はマクロライド系抗菌薬（MLs）の投与で改善する[10,11]。

②病理学的病態

下気道分泌液の主な構成成分は粘液であり、SBS の誘発喀痰においては粘液の主成分であるムチン濃度の上昇が報告されている[12]。DPB においては MUC5AC や MUC5B の過剰発現も指摘されている[13,14]。

また、H. influenzae、S. pneumoniae、M. catarrhalis, P. aeruginosa などが下気道から高頻度で検出され[15]、病原微生物が下気道に常在していることも示されている。気道感染症を反映してさまざまな程度の膿性痰となり、喀痰量と粘稠度も変化する。SBS を始めとする慢性気道感染症においては、一般に宿主の炎症反応として、好中球が気道粘膜や気腔内に遊走・集簇し[16,17]、好中球性気道炎症が

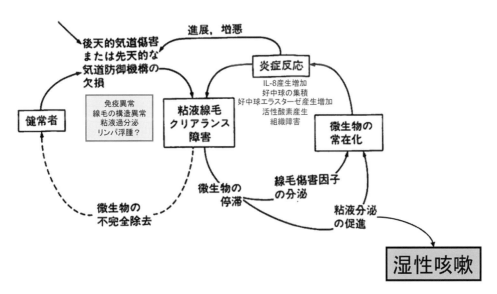

Cole PJ: Inflammation-a two edge-sword; a model of bronchieactasis-. Eur J Respir Dis Suppl 1986; 69 :6-15 (一部改変.

図1　SBS を始めとする慢性気道感染症の発症・進展における悪循環

発現する。好中球性気道炎症は気道上皮に対しても障害性に作用し、MCC のさらなる低下をもたらす。すると、MCC の障害→菌の定着・増殖→宿主の炎症反応→組織の障害→ MCC の障害といった悪循環が形成される[18,19]。

（3）診断

①一時診断（導入治療開始前）
治療的診断

　非喫煙者が 8 週間以上継続する呼吸困難発作を伴わない湿性咳嗽を呈した場合、まず SBS を疑う。副鼻腔炎を示唆する所見 ［1）後鼻漏、鼻汁および咳払いなどの副鼻腔炎症状、2）敷石状所見を含む口腔鼻咽頭における粘液性あるいは粘膿性の分泌液の存在、3）副鼻腔炎を示唆する画像所見、のいずれか 1 つ以上］を伴えば、ほぼ確実である（表 1）[20]。

表1　SBS の診断基準

1.　8週間以上継続する呼吸困難発作を伴わない湿性咳嗽
2.　次の所見のうち1つ以上を認める 　1）後鼻漏、鼻汁および咳払いなどの副鼻腔炎症状 　2）敷石状所見を含む口腔鼻咽頭における粘液性あるいは粘膿性の分泌液 　3）副鼻腔炎を示唆する画像所見 　3.　14・15員環マクロライド系抗菌薬や喀痰調整薬が有効

副鼻腔気管支症候群(SBS). 咳嗽・喀痰の診療ガイドライン2019, pp54-55. 日本呼吸器学会. 2019

病態的診断

　非喫煙者が 8 週間以上継続する呼吸困難発作を伴わない湿性咳嗽を呈した場合、まず副鼻腔炎を示唆する症状や身体所見の有無を確認する。次いで、胸部 Xp/CT および副鼻腔 Xp/CT を撮影する。また、可能な限り喀痰検査（一般細菌検査、抗酸菌検査、炎症細胞分画検査、細胞診検査）や鼻汁検査も実施する。副鼻腔炎を示唆する所見が確認され、喀痰や鼻汁の塗抹標本で好中球増加が認められれば、SBS の診断は確実である。

②最終（確定）診断（導入治療成功後）
治療的診断

　SBS ではエリスロマイシン（EM）600mg ／日の投与 2 ～ 4 週間後より朝の喀痰量が減少し始める[21]。また、EM600mg ／日あるいはクラリスロマイシン（CAM）400mg ／日の 4 週間投与では、投与 4 週間目に MCC の改善、咳嗽・喀痰量の減少、鼻閉塞・頭重感など鼻症状の有意な改善などが認められる[10,11]。MLs の有効性が確認された時点で SBS と治療的診断ができる。

病態的診断

　副鼻腔炎を示唆する所見が確認され、喀痰や鼻汁の塗抹標本で好中球増加が認められ、MLs が有効であれば、病態的にも治療的にも SBS と診断できる。

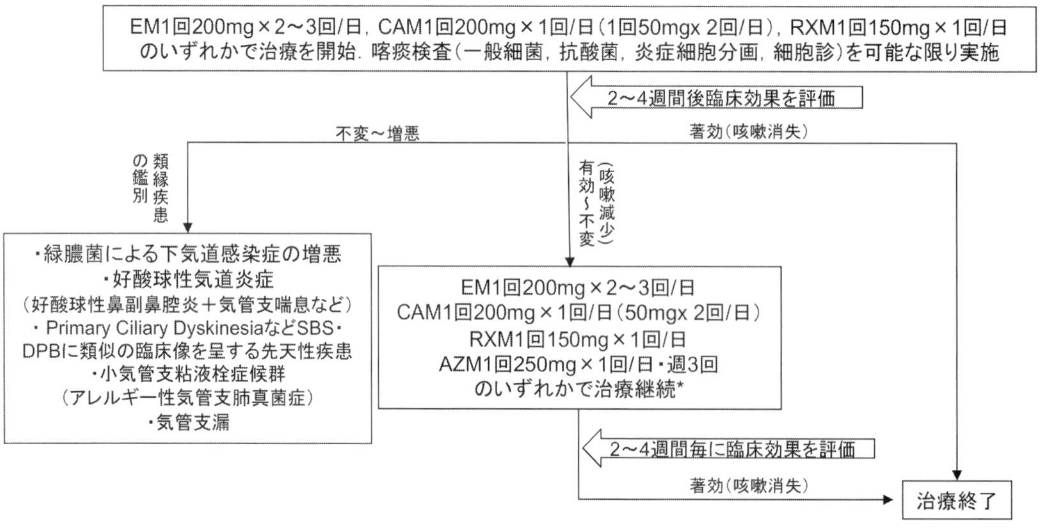

＊：基本的に初期治療薬を継続する.初期治療薬の効果が不十分な場合は，初期治療薬がEMの場合は，CAM・RXM→AZMの順に変更を検討.
　初期治療薬がCAM・RXMの場合は，AZMへの変更を検討.
　EM：エリスロマイシン，CAM：クラリスロマイシン，RXM：ロキシスロマイシン，AZM：アジスロマイシン，MLs：マクロライド系抗菌薬，DPB：びまん性汎細気管支炎

　図2　前年 1 年間に湿性咳嗽を認めない SBS に対する 14・15 員環マクロライド系抗菌薬による治療のフローチャート（著者作成）

（4）治療

①導入治療（症状を消失させるため）

　MLs の中でも EM は SBS の基本治療薬であるが、EM と同じ 14 員環 MLs であるクラリスロマイシン（CAM）、ロキシスロマイシン（RXM）および 15 員環 MLs であるアジスロマイシン（AZM）は、EM に比べて、①1 日の服薬回数が 1 回と少ない、②組織濃度が高い、③半減期が長い、④薬剤相互作用が少ない、といった優れた特徴を有しており、実臨床ではしばしば導入治療に用いられる。少数例の報告ではあるが、EM と比較して CAM や RXM が有用であったとの報告[22,23]や 14 員環 MLs 無効症例に対して 15 員環の AZM が有効であったとの報告[24]があることから、治療効果は EM ≦ CAM・RXM ≦ AZM と判断される。したがって、著者の見解では、原則的には EM400 〜 600mg ／日で使用するが、2 〜 4 週後に明らかな有効性が得られない場合や副作用が出現した場合には CAM200 〜 400mg ／日あるいは RXM150 〜 300mg ／日、さらには AZM に変更する治療選択肢がある[25]（図2）。保険診療上、常用量を使用する場合は 2 週間以内とし、その後半量以下に減量する。また、1 日 3 回の EM の服用を希望しない患者に対しては CAM・RXM から開始し、効果不良なら AZM に変更する選択肢もある。なお、クラリスロマイシンには好中球性炎症性気道疾患に対する適応外使用が認められている。

　14・15 員環系 MLs の少量長期投与を行っても気道過分泌状態が十分改善しない症例に対して、長時間作用型抗コリン薬（LAMA）の 3 ヶ月投与を試みた臨床研究では、咳、痰、肺機能（1 秒量）の有意な改善が報告されており[26]、MLs で効果が不十分な場合には LAMA を併用する治療選択肢がある。

②長期治療（長期コントロールが必要な場合）

　MLs はほとんどの SBS に対して有効であるが、中止後に症状が短期間に感染などを契機に湿性咳嗽が再発する症例が存在する。MLs 中止後短期間に湿性咳嗽が再発する症例に対しては、MLs の長期投与が検討される。

　SBS を対象とした MLs をプラセボと比較した長期投与に関するランダム化比較試験（RCT）はないため、欧米で行われた BE に対する MLs の長期投

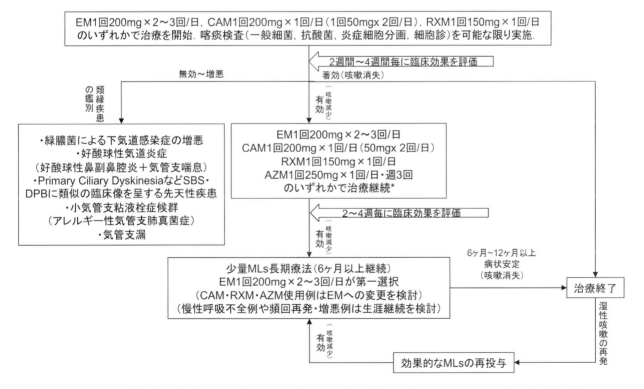

* ：基本的に初期治療薬を継続する。初期治療薬の効果が不十分な場合は、初期治療薬が EM の場合は、CAM・RXM →AZM の順に変更を検討．
　　初期治療薬が CAM・RXM の場合は、AZM への変更を検討．
　　EM：エリスロマイシン，CAM：クラリスロマイシン，RXM：ロキシスロマイシン，AZM：アジスロマイシン，MLs：マクロライド系抗菌薬

図3　前年 1 年間に湿性咳嗽を認めた SBS に対する 14・15 員環マクロライド系抗菌薬による治療のフローチャート（著者作成）

与による増悪予防効果を検証するために行われた3つのRCTを紹介する。3試験とも前年1年間に抗菌薬投与を必要とする感染増悪歴のある気管支拡張症（non-cystic fibrosis）を対象とし、感染増悪頻度をprimary endpointsの1つとしている。

The EMBRACE studyにおいては[27]、141例を対象にAZM 500mg／日ないしプラセボの週3回投与を6ヶ月間行って評価した。The BAT studyにおいては[28]、83例を対象にAZM 250mg／日ないしプラセボの投与を12ヶ月行って、感染増悪を評価した。The BLESS studyでは[29]、117例を対象にEM 500mg／日ないしプラセボの投与を行なって、感染増悪を評価した。その結果、3試験ともにMLs投与群において感染増悪の有意な減少が示された。これらの研究からMLsは6〜12ヶ月間の投与により、BEの感染増悪予防効果を示すことが示された。

SBSと欧米のBEは異なる疾患概念であり、SBSの湿性咳嗽の増悪とBEの感染を主とする増悪も全く同じ増悪ではないが、SBSにはBE型も含まれ、SBSの増悪の誘因がしばしば気道感染であることから、この3つの臨床試験の結果をSBSの長期管理方針に外挿することは、著者としては現実的には妥当と判断している。そこで、前年1年間に増悪を認めなかった症例では、症状が消失次第、MLsを中止してもよいが、前年1年間に増悪歴がある、あるいは慢性呼吸不全状態にあり、増悪を極力回避したい症例に対しては増悪を予防するために少なくとも6〜12ヶ月の長期投与が必要と考えられた。その場合、問題となるのはMLs耐性菌の発現と副作用である。肺MAC（M.avium-intracellulare complex）症は近年増加傾向にあり、SBS患者も潜在的に感染するリスクを有するが、CAMに耐性化すると他に良い治療選択肢がない。EM単剤による長期療法はMAC症に対するCAMを含む標準治療の有効性に影響を与えないことが報告されており[30]、MACにおいてはEMとCAMの交叉耐性は起こりにくいと考えられている。そこで、増悪予防を目的に少量MLs長期投与を行う症例に対しては、潜在的に感染リスクのあるMACのCAM耐性化を回避するためにEMを第一選択薬とした方が賢明である。

したがって著者の見解では、前年に増悪歴があり、治療の目的に増悪予防効果が含まれる場合は、EMを第一選択薬とし、6〜12ヶ月以上の長期投与を行う（図3）[25]。EMが効果不良なら他のMLsへの変更を2〜4週ごとに検討する。6〜12ヶ月以上安定な状態が維持されたら、治療中止を検討する。慢性呼吸不全例や頻回増悪・再発例は生涯にわたる投与を検討する。

なお、喀痰調整薬については明確なエビデンスがないため特に記載しなかったが、自覚症状の改善を認めることがあり、有害事象も少ないため、日常診療では汎用されている[20]。

文献

1. Greenberg SD, Ainsworth JZ：Comparative morphology of chronic bronchitis and chronic sinusitis with discussion of "sinobronchial syndrome". South Med J 1966; 59：64-74.

2. 三上理一郎, 工藤翔二, 市村恵一, ほか：副鼻腔気管支症候群の臨床―びまん性汎細気管支炎との関連―. 日本医事新報. 1979; 2892：3-12.

3. Fujimura M, Abo M, Ogawa H, et al: Importance of atopic cough, cough variant asthma and sino-bronchial syndrome as causes of chronic cough in Hokuriku area of Japan. Respirology. 2005; 10: 201-7.

4. 西耕一：副鼻腔気管支症候群. 慢性咳嗽を診る（藤村政樹編）,pp135-149,2002.

5. Nimi A: Geography and cough aetiology. Pulm Pharmacl Ther 2007; 20: 383-7.

6. 宮川知士：原発性線毛機能不全. 小児疾患診療のための病態生理第4版（「小児内科」「小児外科」編集委員会 共編）, pp102-105,2008.

7. West PW, Canning BJ, Merlo-Pich E, et al: Morphologic characterization of nerves in whole-mount airway biopsies. Am J Respir Cri Care Med. 2015; 192: 30-9.

8. Mazzone SB, Undem BJ: Vagal afferent innervation of the airways in health and disease. Physiol Rev. 2016: 96:975-1024.

9. Tamaoki J, et al: Impairment of airway mucociliary transport inpatients with sinobronchial syndrome: role of nitric oxide. J Aerosol Med. 2000; 13: 239-244.

10. 西耕一, 明茂治, 大家他喜雄, ほか：副鼻腔気管支候群患者の粘液線毛輸送能に対するエリスロマイシン

療法の効果．日胸疾会誌 1993; 31: 1367-1375.

11. 西耕一，水口雅之，橘秀樹，ほか：副鼻腔気管支症候群患者の粘液線毛輸送能に対するクラリスロマイシンの効果．日胸疾会誌 1995; 33: 1392-1399.

12. Jinnai M, et al: Induced sputum concentrations of mucin in patients with asthma and chronic cough. Chest 2010;137:1122-9.

13. Kaneko Y, et al: Overproduction of MUC5AC core protein in patients with diffuse panbronchiolitis. Respiration. 2003: 70: 475-478.

14. Kamio K, Matsushita I, Hijikata M, et al: Promotor analysis and aberrant expression of MUC5B gene in diffuse panbronchiolitis. Am J Respir Crit Care Med. 2005; 171: 949-957.

15. 成田亘啓，三上理一郎，澤木政好，ほか：副鼻腔気管支症候群とその周辺－気道防御機構－．日気食会報 1987; 38：163-170.

16. Cole PJ, Wilson R：Host-microbial interrelationship in respiratory infection. Chest 1989; 95：217S-221S.

17. Cole PJ：Microbial-host interactions in the airways in chronic respiratory infection. Clinical Therapeutics 1991; 13：194-198.

18. Cole PJ：A new look at the pathogenesis and management of persistent bronchial sepsis: a vicious circle hypothesis and its logical therapeutic connotations. "Strategies for The Management of Chronic Bronchial Sepsis" Davies RJ. ed. The Medicine Publishing Foundation, Oxford, 1984.

19. Cole PJ: Inflammation-a two edge-sword; a model of bronchieactasis-. Eur J Respir Dis.1986; 69 (Supple 147): 6-15.

20. 日本呼吸器学会咳嗽・喀痰の診療ガイドライン 2019 作成委員会：副鼻腔気管支症候群．咳嗽・喀痰の診療ガイドライン 2019, pp54-55, 2019.

21. Fujimura M, Mizuguchi M, Nakatsumi Y, et al: Addition of a 2-month low-dose course of levofloxacin to long-term erythromycin therapy in sinobronchial syndrome. Respirology. 2002; 7: 317-24.

22. Kadota J, Mukae H, Ishii H, et al: Long-term efficacy and safety of clarithromycin treatment in patients with diffuse panbrochilitis. Respir Med. 2003; 97: 844-50.

23. 門田淳一，崎戸修，河野茂，ほか：慢性下気道感染症に対するロキシスロマイシン長期治療－臨床効果とサイトカインにおよぼす影響－.感染症学雑誌 1994; 68: 27-33.

24. 小林宏行，武田博明，酒寄享，ほか：びまん性汎細気管支炎に対する azithromycin の臨床的検討 .感染症学雑誌 1995; 69: 711-22.

25. 西耕一：副鼻腔気管支症候群やびまん性汎細気管支炎に対するマクロライドの選択と治療期間 .呼吸器疾患の薬物療法を極める（長瀬洋之編），pp90-97, 2018.

26. Saito Y, Azuma A, Morimoto T, et al: Tiotropium ameliorates symptoms in patients with chronic airway mucus hypersecretion which is resistant to macrolide therapy. Inter Med 2008; 47: 585-591.

27. Wong C, Jayaram L, Karalus N, et al: Azithromycin for prevention of exacerbations on non-cystic fibrosis bronchiectasis(EMBRACE): A randomized, double-blind, placebo-controlled trial. Lancet. 2012; 380: 660-7.

28. Altenburg J, de Graaff CS, Stienstra Y, et al: Effect of azithromycin maintenance treatment on infectious exacerbations among patients with non-cystic fibrosis bronchiectasisi: The BAT randomized controlled trial. JAMA. 2013; 309: 1251-9.

29. Serisier DJ, Martin ML, McGuckin MA, et al: Effect of long-term, low-dose erythromycin on pulmonary exacerbations among patients with non-cystic fibrosis bronchiectasis: The BLESS randomized controlled trial. JAMA. 2013: 309: 1260-7.

30. Komiya K, Kurashima A, Ihi T, et al: Long-term, low-dose erythromycin monotherapy for Mycobacterium avium complex lung disease: a propensity score analysis. Int J Antimicrob Agents. 2014: 44: 131-5.

3）湿性咳嗽のその他の原因疾患［気管支拡張症（BE）、びまん性汎細気管支炎（DPB）、浸潤性粘液性腺癌（IMA）、気管支漏（bronchorrhea）］

（1）気管支拡張症（bronchiectasis: BE）

①疾患概念

BE の疾患名は 1962 年に Laennec が初めて記載した[1]。BE は現在では、"気道壁の破壊を伴う非可逆的な気道の拡張" と定義され[2]、高解像度 CT（HRCT）で診断される[3]。臨床的には拡張した気道内に細菌感染を始めとする炎症を繰り返し、湿性咳嗽を呈する症候群である[4]。BE は慢性下気道炎症を呈する様々な疾患の共通の最終病態の 1 つともいえ、SBS や DPB も疾患進行の経過で気管支拡張を伴うことがあり、BE を単一疾患と捉えることは難しい。また、特発性 BE の 45 〜 84％ が副鼻腔炎を合併すると報告されており[5]、BE は SBS と一部重なる病態でもある。本稿では明確な原因病態が判明している疾患群（免疫不全症、cystic fibrosis、肺非結核性抗酸菌症、アレルギー性気管支肺アスペルギルス症など）に伴う気管支拡張症や間質性肺炎に伴う牽引性気管支拡張は対象から除外する。

②病態
生理学的病態

下気道で過剰に産生された分泌液による物理的刺激により、気道壁表層に分布する知覚神経終末が過剰に刺激され咳嗽が発生する[6,7]。粘液・線毛クリアランス（muco-ciliary clearance：MCC）も障害されている[8]。

病理学的病態

慢性的な一般細菌の感染・常在に関連して好中球性気道炎症が生じている[4]。原因菌としては H. influenzae や P. aeruginosa が最も多く、M. catarrhalis、S. aureus および Enterobacteriaceae が次いで多い[4]。

③診断
一時診断（導入治療開始前）
・治療的診断

8 週間以上継続する呼吸困難発作を伴わない湿性咳嗽を呈し、胸部 HRCT で気管支拡張症の所見を認めた場合（表 1）[3,9]、気管支拡張症と一時診断される。

表 1 高解像度 CT（HRCT）による気管支拡張症の所見

- 鍵となる所見
  - 気管支内腔径の拡張
    - 気管支内腔径が隣接する肺動脈径よりどのレベルでも大きい
      - 気管支内腔径/肺動脈径の比（bronchoarterial ratio：BA比）≧1
- 重要所見
  - 末梢に向かう気管支の先細り（tapering）の消失
  - 胸膜から2cm以内の肺野における細気管支の描出
- 間接所見
  - 気管支壁肥厚
  - 粘液栓（mucoid impaction）
  - 細気管支病変を反映した細葉中心性の粒状影・分岐線状影
  - 限局性エアートラッピング（mosaic attenuation/mosaic perfusion）

病態的診断

8 週間以上継続する呼吸困難発作を伴わない湿性咳嗽を呈した場合、胸部 CT を撮影し、喀痰検査（一般細菌検査、抗酸菌検査および炎症細胞診検査）を実施する。胸部 HRCT で気管支拡張症の所見を認め、喀痰の塗抹標本で好中球増加が認められれば、BE の診断はほぼ確実である。肺機能検査を行い、気道可逆性試験が陰性で呼気中 NO 濃度の上昇がないことが確認できれば、診断はより確定的である。

最終（確定）診断（導入治療成功後）

下気道感染症の治療が優先される。エンピリックに H. influenzae や P. aeruginosa に感受性のある抗菌薬を 14 日間投与する[4]。有効性が確認された時点で最終診断される。

④治療
導入治療（症状を消失させるため）

エンピリックに H. influenzae や P. aeruginosa に感受性のある経口抗菌薬を 14 日間投与する[2]。効果不良であれば、入院の上、原因菌に対する感受性のある抗菌薬を経静脈的に投与する。吸入療法や呼吸リハビリテーションも併用し、排痰を促す。

長期治療（長期コントロールが必要な場合）

短期間に感染増悪を繰り返す症例では長期マクロ

ライド（MLs）療法を検討する。コクランシステマティックレビュー[10]やメタ解析[11]により、「長期MLs投与は、増悪頻度を抑制し、喀痰量およびQOLを改善する可能性がある」と報告されている。ERSガイドラインにおいても「年間3、4回以上の増悪をきたす患者に限定してMLsの使用を提案」されている[4]。喀痰調整薬（L-カルボシステインやアンブロキソールなど）の有効性を示す明確なエビデンスはないが[12]、日常診療では自覚症状が改善する場合もあり、有害事象も少ないため汎用されている。ブロムヘキシンと抗菌薬の併用は喀痰量やクリアランスの点で有効性が示されているが[13]、長期的な成績はなく十分なエビデンスはない。体位ドレナージ、器具を用いた胸壁バイブレーション、タッピングなどの呼吸リハビリテーションについては、「安定期の症例（特に喀痰排出困難例、運動耐用能低下例）に対しては、安全で、喀痰量や呼吸機能を改善する可能性」が指摘されている[9,14]。

（2）びまん性汎細気管支炎（diffuse panbronchiolitis: DPB）

①疾患概念登場の背景

DPBは1960年代に本間や中山らが提唱した臨床病理学的疾患概念[15]で、両側びまん性に存在する呼吸細気管支領域の慢性炎症を特徴とし、呼吸機能障害を呈する疾患で、慢性の咳、痰、労作時息切れを主症状とする。高率に慢性副鼻腔炎の合併や既往をもち、HLA抗原B54との相関などから遺伝性体質の関与が示唆されている。

②病態

生理学的病態

下気道で過剰に産生された分泌液による物理的刺激により、気道壁表層に分布する知覚神経終末が過剰に刺激され咳嗽が発生する[7,8]。発症早期からMCCが障害されている[15]。

病理学的病態

病理組織学的には、呼吸細気管支を中心とした細気管支炎及び細気管支周囲炎であり、リンパ球、形質細胞など円形細胞浸潤と泡沫細胞の集簇がみられる。しばしばリンパ濾胞形成を伴い、肉芽組織や瘢痕巣により呼吸細気管支の狭窄をきたし、進行すると気管支拡張を生じる[16]。気道感染も病態に大きく影響を及ぼしており、初期から中期にはH. influenzae、S. pneumoniaeやM. catarrhalisなどの感染が多く、進行するとP. aeruginosaに菌交代する。

表2　びまん性汎細気管支炎の診断の手引き

主要臨床所見	
（1）必須項目	①臨床症状：持続性の咳・痰、および息切れ
	②慢性副鼻腔炎の合併ないし既往
	③胸部X線またはCT所見 　胸部X線：両肺野びまん性散布性粒状影、または 　胸部CT：両側肺野びまん性小葉中心性粒状病変
（2）参考項目	①胸部聴診所見：断続性ラ音
	②呼吸機能および血液ガス所見：1秒率低下（70%以下） 　および低酸素血症（80Torr以下）
	③血液所見：寒冷凝集素価高値

臨床診断の判定（上記項目のうち以下を満たすもの）
　確実：上記主要所見のうち必須項目①②③に加え、参考項目の2項目以上を満たすもの
ほぼ確実：必須項目①②③を満たすもの
可能性あり：必須項目のうち①②を満たすもの
鑑別診断（鑑別診断上注意を要する疾患）
　慢性気管支炎、気管支拡張症、繊毛不動症候群、閉塞性細気管支炎、嚢胞性線維症など
　（病理組織学的検査は本症の鑑別診断上有用）

③診断

DPB の診断の手引きを表2に示す[17]。

④治療

導入治療（症状を消失させるため）

診断後早期に MLs の投与を開始し、少なくとも6ヶ月継続する[18]。臨床効果は通常2～3ヶ月以内に得られることが多く、胸部画像所見および呼吸機能などの検査所見は6ヶ月で改善が認められ、以後は長期に安定した状態が継続する[19]。MLs の中でも EM は DPB の基本治療薬である[20]。まず EM で治療開始し、無効時は CAM や RXM あるいは AZM への変更を考慮する。

長期治療（長期コントロールが必要な場合）

MLs を投与開始し、以後安定な状態が継続すれば2年で治療を終了する。再発した場合は再投与する。再発を繰り返す場合や呼吸不全を伴う場合には2年に限ることなく継続する[21]。

(3) 浸潤性粘液性腺癌（invasive mucinous adenocarcinoma：IMA）

①疾患概念登場の背景

従来、細気管支肺胞上皮癌（bronchioloalveolar carcinoma: BAC）は、WHO 分類（1999年）で独立した腺癌の亜型とされ、粘液非産生型、粘液産生型およびこれらの混合型に分類された[22]。中でも粘液産生型 BAC は大量の喀痰（粘液）を分泌し、画像所見で大葉性肺炎様の陰影を呈する特異な臨床像を示す肺癌として認識された。2011年に IASLC/ATS/ERS により新しい肺腺癌の分類が提案され、粘液産生型 BAC は浸潤性粘液性腺癌（IMA）に分類された[23]。

②病態

生理学的病態

腫瘍組織から過剰に産生された粘液による物理的刺激により、気道壁表層に分布する知覚神経終末が過剰に刺激され咳嗽が発生する[7,8]。

病理学的病態

IMA は高円柱状で豊富な細胞質内粘液を有する、杯細胞に類似した腫瘍細胞から構成される腺癌である。免疫染色では CK7 はほぼ全例に陽性となるが、通常の腺癌と異なり CK20 は局所的な陽性を含めると約80%程度に陽性を示す。また、通常の肺腺癌に陽性となる TTF-1 や napsin A は陰性で、胃・消化管の腺癌に陽性となる HNF4 α がびまん性に陽性となる[24]。KRAS 遺伝子変異を有する率が高い[25]。

③診断

数ヶ月～数年の経過で白色痰を伴う湿性咳嗽を認めるが、感染症状は伴わない。胸部画像所見では区域性の浸潤影やすりガラス状陰影を認める（図1）。外科的に切除した組織の病理学検査で IMA と確定診断される（図2）。

(a)胸部単純X線写真 **(b)胸部CT写真**

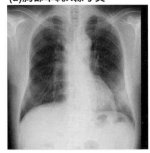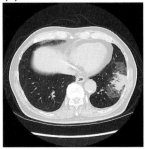

図1 Invasive mucinous adenocarcinoma（IMA）の画像所見（自験例）

(a) 胸部単純X線写真：左下肺野に浸潤影を認める。(b) 胸部CT写真：左下葉に区域性浸潤影と周辺のすりガラス状陰影を認める。

(a)弱拡大 **(b)強拡大**

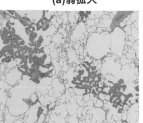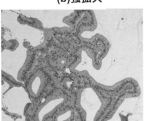

図2 Invasive mucinous adenocarcinoma（IMA）の病理所見（自験例）

(a) 弱拡大：高円柱状の腫瘍細胞が肺胞上皮置換性あるいは腺房状/乳頭状に増殖している。

(b) 強拡大：腫瘍細胞の核の異型性は強くないが、基底側に配列している。細胞質内には豊富な粘液を有し、周辺の肺胞腔内に粘液貯留を認める。

④治療

肺癌の臨床病期に基づいて治療方針を決定する。KRAS 遺伝子変異に効果的な分子標的治療薬はなく、薬物療法を行う際には細胞障害性抗癌剤 ± 免疫チェックポイント阻害薬が選択される。

（4）気管支漏（bronchorrhea）

①疾患概念登場の背景

　気管支漏とは、粘稠度の低い、漿液性の喀痰を大量に喀出する病態のことをいう。診断の根拠となる喀痰の量は、1971 年に Keal らが定義した 1 日 100ml 以上という基準が広く使われている[26]。喀出された喀痰は、卵白様の外観を呈する（図3）。静置するとゲルとゾルの 2 層に分離する特徴がある。原因疾患としては、気管支喘息、慢性気管支炎、BE、DPB、肺結核、IMA、特発性などがある。

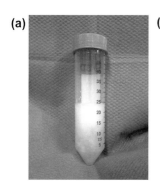 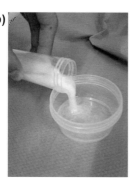

図3　特発性気管支漏（ブロンコレア）の分泌液。卵白様の外観を示す。

金沢大学呼吸器内科　阿保未来先生から提供

②病態

生理学的病態

　下気道から過剰に産生された分泌液による物理的刺激により、気道壁表層に分布する知覚神経終末が過剰に刺激され咳嗽が発生する[7,8]。

病理学的病態

　肺癌を除く気管支漏の機序は主に、①杯細胞や粘膜下腺粘液細胞からの粘液分泌の亢進、②気道上皮細胞や粘膜下腺漿液細胞からの能動イオン輸送に伴う水分分泌の亢進、③血管透過性亢進による血漿の気道への漏出である[27]。

③診断

　1 日の喀痰を蓄積し、100ml 以上であることを確認する。唾液との鑑別のために、「喀痰」中に肺胞マクロファージの存在を確認する。

④治療

　原疾患の治療が優先されるが、気管支漏自体の治療としてはステロイドが中心となる。プレドニン換算で 1mg/kg で開始し、喀痰の喀出が認められなくなってから、徐々に減量する。ステロイドで十分な効果が得られない場合に、その他様々な薬剤（MLs、抗ヒスタミン薬、非ステロイド系抗炎症薬吸入[28]、抗コリン薬吸入、フロセミド吸入[29]）が試される。EGFR 遺伝子変異陽性肺腺癌の気管支漏に対し EGFR-TKI が劇的に奏効したとの報告がある[30]。

文献

1. Laennec RT: A treatise on the disease of the chest. New York: Library of the New York Academy of Medicine/Hafner Publishing 1962:78.

2. Fraser RS, Muller NL, Colman N, et al: Diagnosis of diseases of the chest. 4th ed, Philadelphia: WB Saunders, 1999:2265-2297.

3. McGuinness G, Nadich DP: CT of airways disease and bronchiectasis. Radiol Clin North Am 2002; 40: 1-19.

4. Polverio E, Goeminne PC, McDonnell, et al: European Respiratory Society guidelines for the management of adult bronchiectasis. Eur Respir J 2017; 2017; 50: 1700629.

5. Loebinger MR, Bilton D, Wilson R: Upper airway 2: bronchiectasis, cystic fibrosis and sinusitis. Thorax 2009; 64: 1096-101

6. West PW, Canning BJ, Merlo-Pich E, et al: Morphologic characterization of nerves in whole-mount airway biopsies. Am J Respir Cri Care Med. 2015; 192: 30-9.

7. Mazzone SB, Undem BJ: Vagal afferent innervation of the airways in health and disease. Physiol Rev. 2016: 96:975-1024.

8. Snijders D, Felnandez Dominguez B, Calgaro S, et al: Mucociliary clearance techniques for treating non-cystic fibrosis: Is there evidence? Int Immunopathol Pharmacol 2015; 28: 150-159.

9. 村田喜代史, 上甲剛, 村山貞之, 他：気管支拡張症. 胸部の CT 第4版（村田喜代史, 上甲剛, 村山貞之, 酒井文和編）, pp652-656, メディカル・サイエンス・インターナショナル, 2018.

10. Kelly C, Chalmers JD, Crossingham I, et al: Macrolide antibiotics for bronchiectasis. Cochrane Database Syst Rev. 2018:3:CD012406.

11. Fan LC, Lu HW, Wei P.et al: Effects of long-term

use of macrolides in patients with non-cystic fibrosis bronchiectasis: a meta-analysis of randomaized controlled trialls. BMC Infect Dis 2015: 15: 160.

12. Wilkinson M, Sugumar K, Milan SJ. Et al: Mucolytics for bronchiectasis. Cochrane Database Syst Rev. 2014:(5):CD001289.

13. Olivieri D, Ciaccia A, Marangio E, et al: Role of bromohexine in exacerbations of bronchiectasis. Double-blind randomizaed multicenter study versus placebo. Respiration 1991; 58: 117-21.

14. Lee AL, Hill CJ, MacDonald CF. et al: Pulmonary rehabilitation in individuals with non-cystic fibrosis bronchiectasis: A systematic reviews. Arch Phys Med Rehabil. 2017: 98: 774-782.

15. 谷本晋一, 小松崎克己, ほか：びまん性汎細気管支炎の早期発見と治療効果判定における^{133}Xe換気シンチグラフィーの有用性についての検討. 厚生省特定疾患びまん性肺疾患調査研究班　平成4年度研究報告書, pp96, 1993

16. 斎木茂樹, 山中晃：病理像. びまん性汎細気管支炎とその類縁疾患（谷本晋一, 田村昌士編）, pp5-11, 南江堂, 1995.

17. 中田紘一郎：DPBの診断指針改定と重症度分類策定. 厚生省特定疾患びまん性肺疾患調査研究班　平成10年度研究報告書, pp109-111, 1999.

18. Yang M, Dong BR, Lu J. et al: Macrolides for diffuse panbronchiolitis. Cochrane Database Syst Rev. 2020;(12): CD007716.

19. Kadota J, Mukae H, Ishii H. et al: Kadota J, Mukae H, Ishii H, et al: Long-term efficacy and safety of clarithromycin treatment in patients with diffuse panbrochilitis. Respir Med. 2003; 97: 844-50.

20. Kudoh S, Azuma A, Yamamoto M. et al: Improvement of survival in patients with diffuse panbronchiolitis treated with low-dose erythromycin. Am Rev Crit Care Med. 1008; 157(6 Pt 1): 1829-32.

21. Azuma A, Kudoh S: Diffuse panbronchiolitis in East Asia. Respirology 2006; 11: 249-61.

22. Travis WD, Colby TV, Corrin B. et al: Histological typing of lung and pleural tumours, 3rd ed. In: World Health Organization International Histological Classification of Tumours, Spriger, Berlin, 1999

23. Travis WD, Brambilla E, Noguchi M, et al: International association for the study of lung cancer/ American Thoracic Society/ European Respiratory Society International Multidisciplinary Classification of Lung Adenocarcinoma. J Thoracic Oncol.2011;6:244-285.

24. Sugano M, Nagasaka T, Sasaki E. et al: HNF α as a marker for invasive mucinous adenocarcinoma of the lung. Am J Surg Pathol. 2013; 37: 211-218.

25. 日本肺癌学会編：4. 病理診断. 臨床・病理肺癌取扱い規約第8版, pp68-124, 2017.

26. Keal EE: Biochemistry and rheology of sputum in asthma. Postgrad Med J. 1971; 47: 171-177.

27. 片山伸幸, 藤村政樹：ブロンコレアー（気管支漏）. 別冊日本臨床新領域別症候群シリーズ No.8 呼吸器症候群（第2版）I, pp792-795, 2011.

28. Tamaoki J, Chiyotani A, Kobayashi K. et al: Effect of indomethacin on bronchorrhea in patients with chronic bronchitis, diffuse panbronchiolitis, or bronchiectasis. Am Rev Respir Dis.192; 145:548-552.

29. Kallet RH: The role of inhaled opioids and furosemide for the treatment of dyspnea. Respir Med. 2007; 52: 900-910.

30. Yano S, Kanematsu T, Miki T. et al: A report of two bronchiloalveolar carcinoma cases which were rapidly improved by treatment with epidermal growth factor receptor tyrosine kinase inhibitor ZC1839(Iressa). Cancer Sci. 2003; 94: 453-458.

3. 後鼻漏による咳嗽
(postnasal drip-induced cough)

1）疾患概念登場の背景

　後鼻漏症候群とは、後鼻孔から咽頭に流入する鼻汁の増加、粘性の変化により咽喉頭異常感、咳などを生じる疾患とされ、慢性副鼻腔炎に伴う後鼻漏による湿性咳嗽がその代表である。後鼻漏症候群の咳嗽は、慢性副鼻腔炎に伴う粘性度の高い後鼻漏やアレルギー性鼻炎などの水様性の後鼻漏が、下咽頭の知覚神経終末に対する刺激や、あるいは後鼻漏の気管への流入による刺激となることで咳嗽反射経路が働く病態と考えられている。下気道の疾患の有無は問わない。アレルギー性鼻炎に伴う後鼻漏は喉頭アレルギーとの鑑別が困難である。咳嗽は、副鼻腔炎に伴う場合は、湿性咳嗽が多く、アレルギー性鼻炎に伴うものは乾性咳嗽の場合もある。後鼻漏の疾患概念は後述のごとく、本邦では、耳鼻咽喉科と内科との間で副鼻腔炎を原因とする咳嗽の概念で認識の違いがあり、また、その主要な原因とされる慢性副鼻腔炎の病態が、好酸球性副鼻腔炎の増加により変化してきており、疾患概念に混乱が見られた。近年、日本呼吸器学会による咳嗽・喀痰ガイドライン[1]への掲載など耳鼻咽喉科、呼吸器内科に一定の認知は得られつつある。

2）後鼻漏症候群の疾患概念

　後鼻漏症候群とは、後鼻漏により咳嗽を呈する疾患である。後鼻漏による咳嗽は、下咽頭の知覚神経終末に対する刺激や、あるいは後鼻漏の気管への流入により、咳嗽反射経路が刺激されることで発症するとされる。後鼻漏は、「鼻の奥に何か流れる感じ」（後鼻漏感）として自覚されることが多いが、後鼻漏感の自覚は後鼻漏の存在と必ずしも一致しないこと、また、後鼻漏の存在が必ず咳嗽を引きこすことを意味しないことに留意する[2]。咳嗽として医療者に訴えられる症状の多くは、繰り返される咳払いである。欧米では、後鼻漏による咳嗽は頻度の高い咳嗽の原因とされている[3,4]。米国では後鼻漏症候群（post-nasal drip syndrome：PNDS）（American College of Chest Physician の 2006 年改定ガイドライン以降は上気道咳症候群、upper airway cough syndrome：UACS）、英国では鼻炎（rhinitis）あるいは鼻副鼻腔炎（rhinosinusitis）の病名で登場している[5-7]。しかし、本邦では耳鼻咽喉科医以外で、その認識は低い。これには、本邦で内科領域の慢性咳嗽の主要な原因とされている、副鼻腔気管支症候群（sinobronchial syndrome：SBS）[8]が、耳鼻科医で認識が低いことも関係している。耳鼻科領域では、一般に副鼻腔気管支症候群とは、Kartagener 症候群を代表とする、先天性の遺伝性線毛運動不全を呈する疾患に限定的に用いられているため

表1　後鼻漏による咳嗽の診断基準 (2005)

1	8週間以上持続する、特に夜間に多い湿性咳嗽で、プロトンポンプ阻害薬や気管支拡張薬が無効である。
2	副鼻腔炎による後鼻漏の場合は、副鼻腔X線かCTで陰影を認める。
3	副鼻腔炎の場合、数週間のマクロライド系抗菌薬の内服で後鼻漏と咳嗽が軽快もしくは消失する。
4	副鼻腔に陰影が見られない場合でも、後鼻漏を訴え、舌圧子にて奥舌を下げて中咽頭を観察したり、前鼻鏡検査、後鼻鏡検査、鼻咽腔ファイバースコープにて後鼻漏の存在が確認でき、副鼻腔炎以外の原因疾患（アレルギー性鼻炎、アレルギー性副鼻腔炎、慢性鼻炎、慢性鼻咽頭炎な）が特定でき、原疾患に対する治療＊で後鼻漏と咳嗽が消失もしくは軽快する。

＊アレルギー性鼻炎の場合は抗アレルギー薬、抗ヒスタミン薬、慢性鼻咽頭炎の場合は抗菌薬、粘液溶解薬、消炎酵素薬により治療する。

内藤：慢性咳嗽の診断と治療に関する指針 （2005）

である[9]。このため、耳鼻科では一般的に副鼻腔炎の後鼻漏に伴う慢性咳嗽は、後鼻漏症候群と診断される。基本的に慢性湿性咳嗽以外には下気道の症状は伴わない。

3）後鼻漏症候群の診断

　後鼻漏症候群の診断には、後鼻漏感の存在と後鼻漏の存在を局所所見として確認すること、そしてその治療が症状の改善に繋がるかが基本となっている。後鼻漏の鼻内所見はその原因により異なる。副鼻腔炎の場合は、粘性あるいは膿性鼻汁、特にポリープを伴う場合もある。アレルギーの場合は、くしゃみ、鼻粘膜の浮腫、水様性鼻汁などが見られる。内視鏡により咽頭後壁に分泌物が確認できる場合もある。後鼻漏と咳嗽が並存している場合、後鼻漏による咳嗽を考える。表1に現在唯一提唱されている、日本咳嗽研究会（現日本咳嗽学会）の耳鼻咽喉科分科会による後鼻漏による咳嗽の診断基準を示す[10]。

4）後鼻漏症候群の治療

　治療は後鼻漏の原因が副鼻腔炎、アレルギー性鼻炎、血管運動性鼻炎などがあり、原因に応じて治療する。副鼻腔炎は、内服マクロライド療法を第一選択とし、ポリープ存在例を中心に鼻内内視鏡下手術を選択するのが基本となっている[11]。現在、従来の好中球主体のものと、好酸球性副鼻腔炎とに大別され治療法も病態に応じた治療が必要である（好酸球性副鼻腔炎の項参照）。一方、アレルギー性鼻炎に伴うものには経口ヒスタミンH1受容体拮抗薬、点鼻ステロイド、アレルゲン免疫療法などを季節性、通年性に分けて、重症度に応じて選択する。鼻アレルギー診療ガイドライン（2016）に治療方針がまとめられている[12]。図1に、慢性副鼻腔炎（従来型）の副鼻腔CTと鼻内内視鏡所見を、図2に、通年性アレルギー性鼻炎における水様性の後鼻漏の鼻内内視鏡所見を示す[13]。アレルギー性鼻炎、血管運動性鼻炎など、水様性の後鼻漏が認められる場合、その咳嗽が、後鼻漏によるものか、喉頭アレルギーによるものかの鑑別が困難なことがある。このような場合、後鼻漏が明確に存在する場合は、まず臨床的に後鼻漏を原因と考える。点鼻ステロイド剤を用いて、鼻汁のコントロールを試み、咳嗽が軽快すれば後鼻漏症候群と考え、軽快しない場合、喉頭アレルギーなどを考慮する[14]。

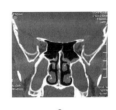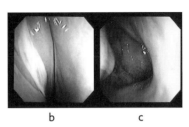

図1　慢性副鼻腔炎による後鼻漏 .a 副鼻腔 CT
両側上顎洞に陰影を認める . b,c 鼻腔寄り咽頭に流れる粘性の後鼻漏を認める

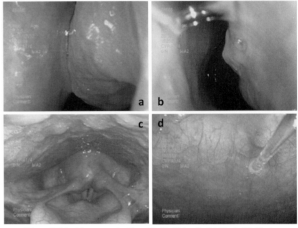

図2 通年性アレルギー性鼻炎における水様性の
後鼻漏の鼻内内視鏡所見

下鼻甲介の粘膜浮腫と水様性鼻汁、後鼻漏を認める。

文献

1. 阪本浩一：後鼻漏症候群．日本呼吸器学会咳嗽・喀痰の診療ガイドライン作成委員会編、咳嗽・喀痰の診療ガイドライン (2019)、pp64-66, メディカルレビュー社、東京、2019.

2. Saleh H. Rhinosinusitis,laryngopharyngeal refrex and cough:an ENT viewpoint.Pulmonary pharmacology & therapeutics,22(2)pp127-9,2009.

3. Smyrnions NA, Irwin RS, Curley FJ et al. From prospective study of chronic cough:diagnostic and therapeutic aspects in older adulte. Arch Intern Med 1998;158:1222-8.

4. Irwin RS, Curley FJ, French CL. Chronic cough. The spectrum and frequency of causes. Am Rev Respir Dis 1990; 141:640-7

5. Niimi A. Geography and cough aetiology. Pul Pharmacol Ther 2007; 20: 383-7.

6. Morice AH, Fontana GA, Sovijarvi ARA, et al. The diagnosis and management of chronic cough. Eur Respir J 2004; 24: 481-92.

7. Pratter MR. Chronic upper airway cough syndrome

secondary to rhinosinus diseases（previously referred to as postnasal drip syndrome）. ACCP evidence-based clinical practice guidelines. Chest 2006; 129（Suppl 1）: 63S-71S.

8. Fujimura M, Abo M, Ogawa H, et al. Importance of atopic cough, cough variant asthma and sino-bronchial syndrome as causes of chronic cough in the Hokuriku area of Japan. Respirology 2005; 10: 201-7.

9. 宮川知士：原発性線毛機能不全. 『小児内科』『小児外科』編集委員会共編：小児疾患診療のための病態生理, 第 4 版, 東京医学社, 2008, pp.102-105.

10. 内藤健晴：後鼻漏による咳嗽（後鼻漏症候群）（耳鼻咽喉科からの見解）. 日本咳嗽研究会. 藤村政樹監修. 慢性咳嗽の診断と治療に関する指針 2005 年度版. 前田書店（金沢）2006,pp28-9

11. Shimizu T, Suzaki H. Past, present and future of macrolide therapy for choronic rhinosinusitis in Japan. Auris, nasus,larynx43(2),issue2,pp131-6,2016.

12. 鼻アレルギー診療ガイドライン－通年性鼻炎と花粉症（2016 年版）改定第 8 版. 鼻アレルギー診療ガイドライン作成委員会. ライフサイエンンス社 (東京)2016.

13. 阪本浩一：後鼻漏と喉の異常感. ENTONI160 号 :16-22;2013.

14. Macedo P, Saleh H, Torrego A. Postnasal drip and chronic cough: An open interventional study. Respiratory medicine,103(11)pp1700-5,2009.

4. 胃食道逆流による咳嗽
(gastroesophageal reflux-associated cough)

1) 定義

「胃食道逆流（gastroesophageal reflux; GER）」は、その名の通り「胃内容物が食道に逆流する」ことである。胃食道逆流は、健常人では1日50回程度、特に食事時や食後にみられている。24時間食道内酸暴露（pH<4で定義される）時間の正常値は4％＝57分未満とされる。つまり、胃食道逆流は、生理的現象である。おくび（げっぷ）は、胃や食道から口へ向けて空気が逆流する症状で、誰にでもみられ、生理的現象である。胃食道逆流症（gastroesophageal reflux disease, GERD）は、モントリオール定義[1]によれば、胃内容物の逆流によって生じる不快と感じる症状、またその合併症のことである。酸逆流と非酸逆流の場合がある[2]。

気管、肺、咽頭・喉頭、食道、胃は、発生学的には内胚葉の前腸由来であり、咳嗽反射、嚥下反射と胃食道逆流との関係は大変興味深い。胃食道逆流が咽喉頭まで到達した場合に誤嚥のリスクとなるので咳嗽反射は必要である。つまり、胃食道逆流により咳嗽反射が発生することは、生理的現象との考え方が成り立つ。したがって「胃食道逆流による咳嗽」が、どこまで生理的防御反射で、どこからが生体にとって生活の質（QOL）を悪化させ病的状態なのか、しっかりと見極めることが重要である。

一般に胸部下部食道への胃内容物逆流は、胸やけ、胸骨後部痛、胸痛、上腹部痛をきたす。胃食道逆流により、呼吸器症状、疾患を引き起こすことが知られてきている[1]。「明確な関連あり」の「咳嗽」、「気管支喘息」と、「関連の可能性あり」の「特発性肺線維症」である[1]。

「胃食道逆流による咳嗽」は、胃食道逆流により咳嗽が引き起こされた場合と定義される。ここで注意しなければいけないことは、胃食道逆流が存在し、消化器症状などがなく、咳嗽を唯一の症状とする症例が多く存在することである（この症例の診断と治療が、本邦を含め世界的に不明瞭・あいまいとなっている）。一般人口における咳嗽の有病率は9～33％程度[3]である。その内、慢性咳嗽は46％程度[4]との推計がある（つまり一般人口における慢性咳嗽は4～15％）。逆流性食道炎の有病率は5～25％

程度[5]である。慢性咳嗽の原因に占める胃食道逆流の頻度は5～41％程度[6]、2～86％（中央値11％）[7]であり、一般人口に換算すると0.5～4％、0.2～9％となる。慢性咳嗽と胃食道逆流が、偶然の合併なのか、必然の合併なのか[8]を見極めることは大変難しい。

胃食道逆流は、それ自体が咳嗽の原因疾患となる一方、咳喘息やかぜ症候群（感染）後咳嗽で、持続する咳嗽により胃食道逆流が増悪し、咳嗽反射を亢進させ、咳嗽を悪化させる（増悪因子として作用する）ことがある。つまり、「胃食道逆流による咳嗽」は「単一原因疾患」であることも、「他の慢性咳嗽と合併」することもある[9,10]。後者の場合、元疾患治療のみで、咳嗽が改善するとともに、胃食道逆流による影響が軽減し、問題とならなくなることも多い。まずは、根幹となる咳嗽の原因疾患を見出す努力をすべきであり、生理的現象でもある「胃食道逆流」の治療を安易に行うことは慎みたい。過剰診断と過剰治療は避けるべきである[11-13]。一方で、例えば咳喘息による咳嗽が胃食道逆流を惹起あるいは悪化させた場合に咳喘息の治療のみでは咳嗽が十分に改善せず、胃食道逆流の治療追加が必要になることにも留意する必要がある[10]。

2) 疾患概念登場の背景

3週間以上続く「遷延性咳嗽」、8週間以上続く「慢性咳嗽」と分類されはじめた研究の歴史は、1980年代のPoeら[14]やIrwinら[15]の報告からである。

胃食道逆流による咳嗽は、本邦では1992年に、新潟大学第二内科（現在、呼吸器・感染症内科と腎・膠原病内科に分離）が1例目[16]を、1993年に2例目[17]を報告した。最初の報告から約30年が経過しているが、最近症例が増加している。生活の欧米化に伴い、日本人の体格も肥満化し、Helicobacter pylori感染が減少し、高齢化が進んでいることなどで、逆流性食道炎が増加しているためと考えられる。本邦で1例目の「胃食道逆流による慢性持続咳嗽」症例は1992年に『アレルギー』誌[16]に報告されている。2例目は1993年に『日本胸部疾患学会誌』[17]に報告されている。2例目では、気管支生検がなされ、気道粘膜には扁平上皮化生や基底膜肥厚（上皮下線維増生、subepithelial fibrosis）、上皮下のリンパ球の集族巣を認め、気管支壁粘膜の慢性炎症像を世界に先駆け報告したものであった。3例目[18]

は1995年に金沢大学呼吸器グループから報告され、食道pHモニターで診断、4例目[19]は1996年に、5例目[20]は1997年に大阪市立大学から報告された。1997年には新潟大学第二内科から、『Allergology International』[21]に、それまで経験された6例がまとめて報告されており、さらに2000年に京都大学からの症例報告[22]へとつながっていった。現在は多くの症例が経験されてきている（表1）。

3）頻度

慢性咳嗽の原因疾患として、胃食道逆流は5〜41%程度[6]、2〜86%（中央値11%）[7]と報告され、幅が広い。「単一原因疾患」として認識する場合と、「他の慢性咳嗽と合併」として記載される場合とがあるからである。胃食道逆流は生理的現象であり、どこまでが病的現象としての役割を持っているのかを明確に区別することが難しいためでもある。「明確な胃食道逆流の証明」がなく、自覚症状やプロトンポンプ阻害薬（PPI）で咳嗽が改善したことから診断している文献もある。残念ながらエビデンスレベルは低い。アジア圏では、これまで胃食道逆流による咳嗽の頻度は少なかったが、最近は増加傾向とする報告[23]がある。

4）病態

胃食道逆流による咳嗽の発生機序として、2つの考えがある。1つは胃食道逆流で、食道下端部に存在する迷走神経末端が刺激され、反射性に気道に分布する迷走神経を刺激して咳嗽が発生するという考え（reflex theory）であり、もう1つは食道に逆流した胃内容物が気道に微量誤嚥され、気道炎症を惹起して、咳嗽が発生するという説（microaspiration theory、reflux theory）である。どちらの説をも支持するデータが多数存在している。加えて、逆流物が咽頭・喉頭に炎症を惹起し、咳嗽を発生させる（laryngopharyngeal reflux）ことがある。さらに咳嗽により胃食道逆流が増加し、咳嗽をさらに悪化させるというthe cough reflux self-perpetuating cycle[24]（咳嗽—逆流自己悪循環）も考えられている。胃食道逆流が、「他の慢性咳嗽と合併」することを説明するものである。さらに求心性神経の神経過敏や、中枢神経の関与が想定されている[25]。咳嗽自体の気流、気圧等のメカニカルストレスが咳嗽の原因になっていることも考えられる[26,27]。

（1）生理学的病態[27,28]

呼吸機能検査所見は正常範囲内である。咳嗽の強さや頻度とピークフロー値に一定の関係はない[28]。呼気NO濃度は正常範囲内である。気道過敏性は亢進していない。カプサイシン咳感受性は亢進している[27]。治療により亢進した咳感受性は、正常化する[27]。

血清中のサブスタンスPは増加している。喀痰中のサブスタンスPや肥満細胞由来トリプターゼ

表1　胃食道逆流による咳嗽（確定診断基準合致）12例

症例	藤森、他16)	藤森、他17)	藤森、他21)	藤森、他21)	藤森、他21)	藤森、他21)	西、他18)	田中、他19)	田中、他20)	藤森28)	藤森28)	松本、他22)
年齢	80	61	69	72	73	76	65	51	52	77	67	29
性	女	女	女	女	女	女	女	男	男	女	女	女
BMI（kg/m2）	23	27	27	25	24	26	25	24	24	24	29	27
咳嗽持続期間（週）	20	64	6	28	5	11	数年	20	12	12	数年	数年
内視鏡的逆流性食道炎	有	有	有	有	有	有	有	有	有	有	有	無
食道インピーダンス pHモニタリング							有					有
気道過敏性亢進							無	無	無	無	無	無
咳感受性										亢進	亢進	亢進
咳嗽軽快までの期間（週）	4	6	6	3	3	4	0.4	4	4	2	4	1
治療　H2受容体拮抗薬	ファモチジン		ファモチジン							ファモチジン		
治療　プロトンポンプ阻害薬		オメプラゾール			オメプラゾール	オメプラゾール	ランソプラゾール	オメプラゾール	ランソプラゾール	オメプラゾール	オメプラゾール	オメプラゾール
治療　吸入抗コリン薬									吸入オキシトロピウム			
治療　シサプリド	シサプリド		シサプリド						シサプリド			

の増加を示した報告や[29]、抗逆流治療による咳嗽の改善に伴い、喀痰中好中球が有意に減少し、好中球の減少度は血漿中サブスタンスP濃度の減少度と相関した報告がある[30]。呼気凝集液のpHとClが有意な低下や[31]、気管支肺胞洗浄液中の胆汁酸や脂肪滴含有マクロファージ増加を示した報告（微量誤嚥を示唆）[32]がある。

（2）病理学的病態 [17,21,27,28]

この咳嗽では気道粘膜の扁平上皮化生、基底膜の肥厚、粘膜下リンパ球浸潤、粘膜下浮腫がみられ、非好酸球性の慢性気道炎症がみられる。これらの変化は可逆性で、治療により咳嗽が軽快すると正常化する。

5）臨床像、検査成績 [27,28]

病歴で重要なのは、胃食道逆流、逆流性食道炎を推定させる胸やけ、口腔内酸味などの症状である。QUEST問診票やFスケール問診票で評価するとよい（ASAHI-NのH、表2）（図1に両者の関係を示した）。ただし、胸やけなどの逆流症状をはっきり訴えない症例もあるため、食道症状を評価するこれらの質問票には限界も存在する。

報告例の検討では、高齢、女性、肥満に多い（表1）。咳嗽の性状は、典型的には乾性咳嗽である。咳嗽は、昼間もみられるが、夜間にもみられ、咳喘息、アトピー咳嗽、かぜ症候群（感染）後咳嗽と同様である。随伴症状として、胸やけ、口腔内酸味、溜飲、嗄声などがみられることもある。咳嗽持続期間は8週～数年に及んでいる。

身体所見では、胸部聴診上、強制呼出時でもラ音は聴取しない。脊椎後弯症があると胃食道逆流が起こりやすい。肥満があると胃食道逆流が起こりやすい（表2）。

検査成績では末梢血好酸球数、血清IgE値、スパイログラフィーとflow-volume曲線に異常を認めない。喀痰炎症細胞診では、好酸球は増加していない。好中球とリンパ球に関しては一定の見解はない。

食道バリウム検査では、患者を臥位にして腹圧をかけさせると、内服したバリウムが、胸部中部食道以上に逆流する。

上部消化管内視鏡検査では、逆流性食道炎がみられれば診断に有用であるが、37例中24例（65%）で逆流性食道炎を認めなかったとする報告もあり、検査の感度は高くない[30]。

下咽頭食道インピーダンスpHモニタリング検査

表2 遷延性・慢性咳嗽の問診 ASAHI-N（旭―日本）と身体診察（p-know）

	問診	有所見時、推論される疾患
A	ACE inhibitor内服の有無	ACE阻害薬による咳嗽
S	smoking（現在喫煙、過去喫煙）の有無	慢性気管支炎 喫煙による咳嗽
A	allergy（小児喘息、花粉症、アレルギー疾患の家族歴など）の有無	咳喘息 アトピー咳嗽 喉頭アレルギー
H	heartburn（胸焼け；QUEST問診票、Fスケール問診票）の有無	胃食道逆流による咳嗽
I	infection（家庭・学校・職場での感染症と地域での感染症の流行状況）の有無	感染症による咳嗽 感染（かぜ症候群）後咳嗽
N	nasal and paranasal sinus disease（鼻・副鼻腔疾患）の有無	鼻・副鼻腔疾患による咳嗽 後鼻漏による咳嗽
	身体診察	有所見時、推論される疾患
p	postnasal drip（後鼻漏）の有無	副鼻腔炎による咳嗽、後鼻漏による咳嗽
k	kyphosis（脊椎後弯）の有無	胃食道逆流による咳嗽
n	nasal voice（鼻声）の有無	鼻・副鼻腔疾患による咳嗽
o	obesity（肥満）の有無	胃食道逆流による咳嗽
w	wheezes（高調性連続音）の有無	気管支喘息（咳優位型喘息を含む）

咳喘息は、咳嗽が唯一の症状である気管支喘息（wheezesは聴取されない）
咳優位型喘息は、症状の主体が咳嗽である気管支喘息（wheezesが聴取されることがある）

では、食道内がpH4以下になる酸逆流、あるいは非酸逆流がみられるときに、咳嗽もみられる（pHの低下に続いて咳嗽が惹起されるエピソードと、咳嗽が先行してpHが低下するエピソードの両者が観察される）。

咳日記による咳点数とピークフローとの関係では、両者に有意な関係はない。

咳嗽があり、胃食道逆流を推定するためのQUEST問診票で4点以上では、4点未満に比し、カプサイシン咳感受性が亢進している（図2）。

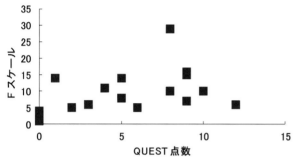

藤森勝也：「咳の診かた、止めかた」より引用

図1　QUEST点数とFスケールとの関係

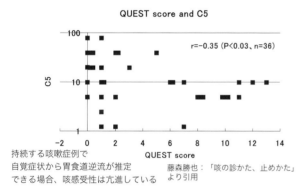

持続する咳嗽症例で自覚症状から胃食道逆流が推定できる場合、咳感受性は亢進している

藤森勝也：「咳の診かた、止めかた」より引用

図2　持続する咳嗽症例でQUEST点数とカプサイシン咳感受性（C5）との関係

6）診断（図3、表3.1、表3.2）

3週間以上咳嗽が続く「遷延性」、あるいは8週間以上咳嗽が続く「慢性」の状態であるから、まず、胸部単純X線写真に異常がないか否か見極める。異常があれば、胸部CT検査を併用し、原因疾患を見極める。

問診では、「ASAHI-N」[27]の確認を行う。身体診察では、「p-know」[27]の有無の判断を行う（表2）。

遷延性咳嗽では、かぜ症候群（感染）後咳嗽が多く、慢性咳嗽では咳喘息やアトピー咳嗽が多く、湿性咳嗽では副鼻腔気管支症候群の疾患頻度が多い。頻度順に鑑別診断を行う。

胃食道逆流症に対しての問診である、QUEST問診票、Fスケール問診票を使用する（図1、図3）。胃食道逆流による咳嗽症例の中には、胸やけ、呑酸などの胃食道逆流を疑う上部消化器症状がはっきりしない症例がある。このような症例の確定診断には、上部消化管内視鏡検査、上部消化管造影検査、下咽頭食道インピーダンスpHモニタリング検査が必須である（前2者は普及しているが感度が低いなどの限界があり、後者は現時点でのゴールドスタンダードであるが、侵襲性・普及度の問題がある）[2,6,8]。

さらに、胃食道逆流による咳嗽の診断の基本は、この疾患が他疾患（咳喘息、かぜ症候群（感染）後咳嗽など）による咳嗽を悪化させることがあるので、他疾患の存在をまず否定することである[6]（元来の生理的な胃食道逆流が、慢性咳嗽により病的な状態となることもあり、生理的か病的胃食道逆流かの区別が難しい）。

確定診断基準（専門医のための診断基準、表3.1）と、一時診断基準（一般臨床医のための診断の目安、簡易診断基準、表3.2）を示した。確定診断には、欧米と同じように、上部消化管内視鏡検査や下咽頭食道インピーダンスpHモニタリング検査などの客観的検索が必要である[6,8]（図3）（一般臨床と違い、これらを実施していないと欧米では論文として認められない）。一時診断基準は、PPIテストとも呼ばれ、他の原因疾患が否定され、「胃食道逆流による咳嗽」が最も考えられる場合、PPIを使用し、咳嗽が改善するか否か確認し、改善する場合「胃食道逆流による咳嗽」の一時診断となる。診断で重要なことは、胃食道逆流があり、その治療で咳嗽が軽減ないし消失することである。PPIテストの注意点としては、PPIの治療で咳嗽が改善したからといって「胃食道逆流による咳嗽」ではない場合があることである。かぜ症候群（感染）後咳嗽、季節性のある咳喘息・アトピー咳嗽でも、たまたまPPIで治療された時期に一致して咳嗽が改善することがあるからである。PPIテストは、あくまで他の咳嗽の原因を除外できる症例で実施すべき方法である。PPIテストのプラセボ効果が指摘されている[2]。さらにPPIテストは、診断にとって鈍感な方法（insensitive method）[33]であるとともに、過剰診断、過剰医療につながることを知っておくことも大切である[11-13]。胃食道逆流による慢性咳嗽がPPIのみでは改善せず消化管運動機能改善薬の併用が必要な症例が多いことにも留意を要する[10,34]。

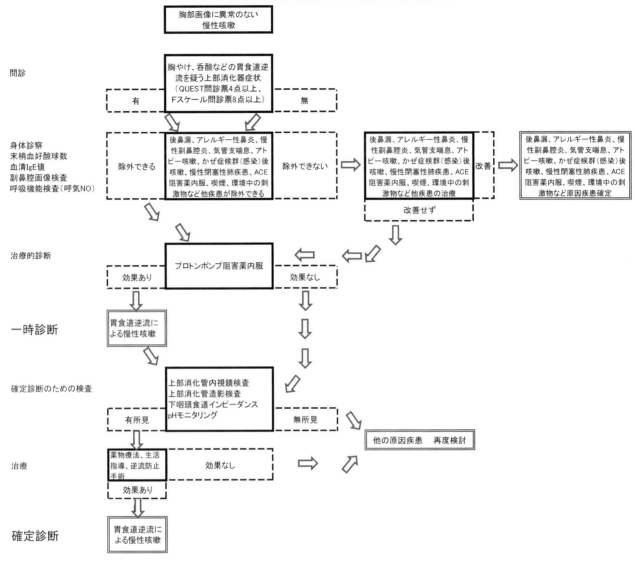

各段階で左側に位置する場合、胃食道逆流による慢性咳嗽が臨床推論される

胸部画像に異常のない
慢性咳嗽

問診
胸やけ、呑酸などの胃食道逆流を疑う上部消化器症状
（QUEST問診票4点以上、Fスケール問診票8点以上）
有　　　無

身体診察
末梢血好酸球数
血清IgE値
副鼻腔画像検査
呼吸機能検査（呼気NO）

後鼻漏、アレルギー性鼻炎、慢性副鼻腔炎、気管支喘息、アトピー咳嗽、かぜ症候群（感染）後咳嗽、慢性閉塞性肺疾患、ACE阻害薬内服、喫煙、環境中の刺激物など他疾患が除外できる
除外できる　　　除外できない

後鼻漏、アレルギー性鼻炎、慢性副鼻腔炎、気管支喘息、アトピー咳嗽、かぜ症候群（感染）後咳嗽、慢性閉塞性肺疾患、ACE阻害薬内服、喫煙、環境中の刺激物など他疾患の治療
改善せず

改善

後鼻漏、アレルギー性鼻炎、慢性副鼻腔炎、気管支喘息、アトピー咳嗽、かぜ症候群（感染）後咳嗽、慢性閉塞性肺疾患、ACE阻害薬内服、喫煙、環境中の刺激物など原因疾患確定

治療的診断
プロトンポンプ阻害薬内服
効果あり　　　効果なし

一時診断
胃食道逆流による慢性咳嗽

確定診断のための検査
上部消化管内視鏡検査
上部消化管造影検査
下咽頭食道インピーダンス
pHモニタリング
有所見　　　無所見

他の原因疾患　再度検討

治療
薬物療法、生活指導、逆流防止手術
効果なし
効果あり

確定診断
胃食道逆流による慢性咳嗽

図3　胃食道逆流による慢性咳嗽診断のフローチャート

『咳嗽に関するガイドライン第2版』（2012年）『咳嗽・喀痰の診療ガイドライン2019』（2019年）[25]では、「治療前診断基準」や「疑うポイント」に「咳払い、嗄声などの胃食道逆流の咽喉頭症状を伴う」という項目があるが、咳払い、嗄声は、かぜ症候群（感染）後咳嗽、アトピー咳嗽でもみられ、症状から判断することに限界がある。「咳が会話、食事、起床、上半身前屈、体重増加などに伴って悪化する」という項目があるが、かぜ症候群（感染）後咳嗽、アトピー咳嗽でも、会話、食事、起床で咳がでることはしばしば経験され、同様に症状からの判断には限界がある。これらのガイドラインは、一般臨床医の診療に役立つことを主眼において作成されており、専門学会レベルでの発表、論文作成には不十分である（欧米では認められない）。

7）治療 [6,25,27,28]

まずは、胃酸を抑制する治療を行う。PPI単独、ヒスタミンH_2受容体拮抗薬単独で改善する場合がある。ヒスタミンH_2受容体拮抗薬で効果がなく、PPIが有効である場合がある。効果が不十分の場合、消化管運動機能改善薬の併用を行う[10]。欧米では、PPI単独では無効との結果[2]がみられる。特に逆流による胸やけや呑酸がみられない場合、非酸逆流の場合、効果が乏しい[2]。この場合、逆流防止の食事療法、生活習慣の改善を加える。肥満があれば、減量に努める。

逆流防止食とは、低脂肪食（45g以下）や、コーヒー、お茶、チョコレート、ミント、柑橘類（含；トマト）の禁止などである。

生活習慣の改善とは、アルコールやタバコの禁止である。寝るときは上半身を挙上する。腹圧を増大

させる衣類は身に着けない。腹圧を上昇させ、胃食道逆流を悪化させるような激しい運動を控える。就寝前3時間以内は、食事を避ける。

胃食道逆流を悪化させる危険因子を減らすことも大切である。閉塞性睡眠時無呼吸症候群が合併するのであればその治療をし、硝酸薬、プロゲステロン、カルシウム拮抗薬、ステロイド薬、β_2受容体刺激薬、テオフィリン薬、抗コリン薬、モルヒネなどを使用しているのであれば、可能であれば、他剤に変更または中止する。肥満があれば、減量に努める。

以上のような内科的集中治療にもかかわらず、「胃食道逆流による咳嗽」がよくならない症例が存在する。米国ではこのような場合に逆流防止手術が行われている。術前には、24時間下咽頭食道インピーダンスpHモニタリング検査が行われるべきである。逆流防止手術により咳嗽が改善した報告がある。内科的集中治療で、胃食道逆流による咳嗽は、70～100%改善した。改善しない場合、逆流防止手術を行い、6～12ヵ月後、約85%が改善した。

PPIが無効な胃食道逆流による咳嗽に対して中枢性筋弛緩薬のGABA誘導体で下部食道括約筋の一過性弛緩の抑制作用も有するバクロフェン(商品名；リオレサール)が有効であった報告がある(本邦での保険適応なし)[35]。ガバペンチンが有効であった

表3.1　胃食道逆流による慢性咳嗽の診断基準（確定診断）

1. 治療前診断基準

　1）慢性咳嗽

　2）胃食道逆流がみられる

　　　[a）またはb）必須 | c）で疑う | d）ではa）またはb）がある]

　　a）上部消化管内視鏡検査で、食道裂孔ヘルニアまたは逆流性食道炎の所見がある

　　　あるいは、上部消化管造影検査で、バリウムが中部食道以上に逆流する

　　b）24時間下咽頭食道インピーダンスpHモニタリング検査で、病的な胃食道逆流がある

　　c）胸やけ、呑酸などの胃食道逆流を疑う上部消化器症状（QUEST問診票4点以上、Fスケール問診票8点以上）

　　d）胸やけ、呑酸などの胃食道逆流を疑う上部消化器症状がない

　3）胸部レントゲン写真に咳嗽の原因となる異常所見なし

　4）呼吸機能に異常所見なし

　5）咳嗽の原因となる慢性呼吸器疾患の既往がない

　6）後鼻漏、アレルギー性鼻炎、慢性副鼻腔炎、気管支喘息、アトピー咳嗽、かぜ症候群（感染）後咳嗽、慢性閉塞性肺疾患、ACE阻害薬内服、喫煙、環境中の刺激物など他疾患が除外できる

　参考所見1：乾性咳嗽

　参考所見2：咳嗽は、上半身前屈、体重増加などに伴って悪化しやすい

　参考所見3：強制呼出でラ音を聴取しない

　参考所見4：喀痰検査で、好酸球比率の増加を認めない

　　　　　　　喀痰検査で、抗酸菌、病原性細菌はみられない

　参考所見5：末梢血好酸球数、血清IgE値に、異常所見なし

　参考所見6：呼気ＮＯ検査、気道過敏性試験に異常所見なし

　参考所見7：ピークフローは予測値または最良値の80%以上

2. 治療後診断基準

胃食道逆流に対する薬物治療（プロトンポンプ阻害薬、ヒスタミンH_2受容体拮抗薬、消化管運動機能改善薬など）と生活指導にて、咳嗽が軽快する

咳嗽軽快までには、比較的時間（2週間以上）を要することがあるので、慎重に様子をみていくこと。

注意

1. 治療前診断基準で疑い、治療後診断基準を満たす場合、「確定診断」となる

2. 他疾患の咳嗽が、胃食道逆流を悪化させ、病態を悪化させているか否かの判定は、他疾患をまず治療し、咳嗽が改善するか否かを慎重に見極めることである

　（胃食道逆流による咳嗽は、他疾患の咳嗽の増悪因子であることに注意する）

報告がある（本邦での保険適応なし）[35]。

まれであるが、オメプラゾールによる咳嗽も報告[36] されている。念のため注意する。

表 3.2 胃食道逆流による慢性咳嗽の診断基準（一時診断）

1. 治療前診断基準
   1）慢性咳嗽
   2）問診で、胃食道逆流を疑う
      a）胸やけ、呑酸などの胃食道逆流を疑う上部消化器症状（QUEST 問診票 4 点以上、F スケール問診票 8 点以上）。
   3）胸部レントゲン写真に咳嗽の原因となる異常所見なし
   4）咳嗽の原因となる慢性呼吸器疾患の既往がない
   5）後鼻漏、アレルギー性鼻炎、慢性副鼻腔炎、気管支喘息、アトピー咳嗽、かぜ症候群（感染）後咳嗽、慢性閉塞性肺疾患、ACE 阻害薬内服、喫煙、環境中の刺激物など他疾患の可能性が低い

2. 治療後診断基準
   胃食道逆流に対する薬物治療（プロトンポンプ阻害薬、ヒスタミン H2 受容体拮抗薬、消化管運動機能改善薬など）と生活指導にて、咳嗽が軽快する
   咳嗽軽快までには、比較的時間（2 週間以上）を要することがあるので、慎重に様子をみていくこと

注意
   1. 治療前診断基準で疑い、治療後診断基準を満たす場合、「治療的一時診断」となる
      特に、「胸やけ、呑酸などの胃食道逆流を疑う上部消化器症状がない」が、他の慢性咳嗽の原因疾患が除外される場合で、治療後診断基準を満たす場合、「治療的一時診断」となる
   2. 確定診断には、諸検査により、病的な「胃食道逆流」の存在を証明する
   3. 他疾患の咳嗽が、胃食道逆流を悪化させ、病態を悪化させているか否かの判定は、他疾患をまず治療し、咳嗽が改善するか否かを慎重に見極めることである
      （胃食道逆流による咳嗽は、他疾患の咳嗽の増悪因子であることに注意する）

文献

1. Vakil N, et al. The Montreal definition and classification of gastroesophageal reflux disease: a global evidence-based consensus. Am J Gastroenterol 101: 1900-1920, 2006.

2. Kahrilas PJ, et al. Chronic cough due to gastroesophageal reflux in adults. CHEST guideline and expert panel report. CHEST 150: 1341-1360, 2016.

3. Chung KF, et al. Prevalence, pathogenesis, and causes of chronic cough. Lancet 371: 1364-1374, 2008.

4. McCrory DC, et al. Assessment and management of chronic cough. AHRQ Comparative effectiveness reviews, No 100, 2013.

5. Fujiwara Y, et al. Epidemiology and clinical characteristics of GERD in the Japanese population. J Gastroenterol 44: 518-534, 2009.

6. Irwin RS, et al. Chronic cough due to gastroesophageal reflux disease. ACCP evidence-based clinical practice guidelines CHEST 129: 80S-94S, 2006.

7. Irwin RS, et al. Classification of cough as a symptom in adults and management algorithms. CHEST guideline and expert panel report. CHEST 153: 196-209, 2018.

8. Eastburn MM, et al. Defining the relationship between gastroesophageal reflux and cough: probabilities, possibilities and limitations. Cough 3 : Article number 4, 2007.

9. 藤森勝也、他 . 慢性咳嗽における胃食道逆流の重要性－単一原因疾患か、単なる併発か？ 増悪因子として作用するか？ 治療効果判定の期間は？－ 喘息 20 : 53-57, 2007.

10. Kanemitsu Y, et al. Clinical impact of gastroesophageal reflux disease in patients with subacute/chronic cough. Allergol Int 68: 478-485, 2019

11. Vaezi MF: Chronic cough and gastroesophageal reflux disease: How do we establish a causal link? CHEST 143: 587-588, 2013.

12. Spiegel B: Diagnostic testing in extraesophageal GERD: another case of "furor medicus" Am J Gastroenterol 108: 912-914, 2013.

13. Francis DO, et al. High economic burden of caring for patients with suspected extraesophageal reflux. Am J Gastroenterol 108: 905-911, 2013.

14. Poe RH, et al. Chronic persistent cough. Experience in diagnosis and outcome using an anatomic diagnostic protocol. Chest 95: 723-728, 1989.

15. Irwin RS, et al. Chronic persistent cough in the adult; the spectrum and frequency of causes and successful outcome of specific therapy. Am Rev Respir Dis 123: 413-417,1981.

16. 藤森勝也、他. Gastroesophageal reflux(GER)による慢性持続咳嗽の1例―GERを疑う症例での慢性持続咳嗽の検討を含めて― アレルギー 41：454-458、1992.

17. 藤森勝也、他. 気管支生検で気管支の慢性炎症を認めた胃食道逆流による慢性持続咳嗽の1例 日胸疾会誌 31：1303-1307、1993.

18. 西耕一、他. 胃食道逆流による慢性持続咳嗽の1例 日胸疾会誌 33：652-656、1995.

19. 田中繁宏、他. 慢性咳嗽を示した逆流性食道炎の1例 アレルギー 45：584-587、1996.

20. 田中繁宏、他. シサプリド、吸入オキシトロピウムが効果を示した胃食道逆流による慢性咳嗽の1例 呼吸 16：1340-1343、1997.

21. Fujimori K, et al. Clinical features of Japanese patients with chronic cough induced by gastroesophageal reflux. Allergol Int 46: 51-56, 1997.

22. 松本久子、他. 胃食道逆流に伴う慢性咳嗽の1例 日呼吸会誌 38：461-465、2000.

23. Niimi A. Cough associated with gastro-oesophageal reflux disease (GORD): Japanese experience. Pulm Pharmacol Ther 47: 59-65, 2017.

24. Ing AJ. Cough and gastro-oesophageal reflux disease. Pulm Pharmacol Ther 17: 403-413, 2004.

25. 日本呼吸器学会咳嗽・喀痰の診療ガイドライン2019作成委員会編：咳嗽・喀痰の診療ガイドライン2019、メディカルレビュー社、東京、2019.

26. Hara J, et al. Effect of pressure stress applied to the airway on cough-reflex sensitivity in guinea pigs. Am J Respir Crit Care Med 177: 585-592, 2008.

27. 藤森勝也編. 咳の診かた、止めかた、羊土社、東京、2016.

28. 藤村政樹編. 慢性咳嗽を診る（改訂版）、医薬ジャーナル社、東京、2010.

29. Qiu Z, et al. Cough reflex sensitivity and airway inflammation in patients with chronic cough due to non-acid gastro-oesophageal reflux. Respirology 16: 645-652. 2011.

30. Takeda N, et al. Effect of anti-reflux treatment on gastroesophageal reflux-associated chronic cough: Implications of neurogenic and neutrophilic inflammation. J Asthma. 2020;57:1202-10

31. Niimi A, et al. Reduced pH and chloride levels in exhaled breath condensate of patients with chronic cough. Thorax 59: 608-612, 2004.

32. Ozdemir P, et al. The role of microaspiration in the pathogenesis of gastroesophageal reflux-related chronic cough. J Neurogastroenterol Motil 23: 41-48, 2017.

33. Kahrilas PJ, et al. A causal relationship between cough and gastroesophageal reflux disease (GERD) has been established: a Pro/Con debate. Lung 192: 39-46, 2014.

34. Poe RH, Kallay MC. Chronic cough and gastroesophageal reflux disease: experience with specific therapy for diagnosis and treatment. Chest 2003;123:679–684

35. Lv HJ, et al. Refractory chronic cough due to gastroesophageal reflux: definition, mechanism and management. World J Methodol 5: 149-156, 2015.

36. Reiche I, et al. Omeprazole-induced cough in a patient with gastroesophageal reflux disease. Eur J Gastroenterol Hepatol 22: 880-882, 2010.

5. 心因性・習慣性咳嗽
(psychogenic and habit cough)
Somatic Cough Syndrome, Tic Cough

　従来、Somatic Symptom Disorder と Tic の2病型に分類されてきた心因性咳嗽は、Somatic Cough Syndrome と Tic Cough に分類された。除外診断により診断され、心理社会的因子の影響に留意しながら、催眠や暗示療法などの非薬物療法と抗不安薬や抗うつ薬などの薬物療法により治療される。

　心因性咳嗽は従来、「心理生理学的メカニズムにより、発作的または連続的に起こる乾性咳嗽」[1]あるいは「長期間続く乾性咳嗽で、器質的所見が認められず、心理社会学的条件によって症状に消長がみられるもの」[2]と定義され、古典的に心因性咳嗽の病態は Fenichel により6病型に分類されてきた（表1）[3]。現在では、心因性咳嗽を Diagnostic and Statistical Manual of Disorders, 5th ed.（DSM-5）の Somatic Symptom Disorder と Tic の2病型に分類し、前者に対しては Somatic Cough Syndrome、後者に対しては Tic Cough と呼称することが提唱されている[3]。

　心因性咳嗽の報告のほとんどが学童期〜思春期に多く、性差はない。一方、成人では女性に多い傾向がある[4,5]。診断は基本的には除外診断であり、また DSM-5 の診断基準（表2）を用いて広汎な評価を行う[3]。乾性咳嗽を呈する器質的疾患を除外するため、身体所見，胸部X線写真および肺機能検査で異常を認めないことを確認し、また頻度の高い咳嗽の原因疾患に対する治療を行っても反応がないことを確認する。これまで心因性咳嗽の特徴とされていた、犬が吠えるような（barking）や雁が鳴くような（honking）爆発性咳嗽や、睡眠中に咳嗽が消失するなど所見の特異度は低く、様々な疾患で生じるため診断に用いてはならない[5]。ただし、咳嗽モニターを用いて夜間の咳嗽や咳嗽の性状を客観的に評価することにより、心因性咳嗽の診断に役立つ可能性も示唆されている[6]。また慢性的な咳嗽の存在はうつ状態や不安と関連があり[7]、咳嗽の治療の成功によってうつ状態が改善するという報告もある[8-10]。そのためうつ状態や不安の存在を診断に用いてはならない[4,8]。

　治療としては確立されたものはなく、心理社会的因子の影響が多く認められるため、その評価と治療が重要となる。催眠や暗示療法、勇気づけ、カウンセリングなどの非薬物療法が有効とされているが[4,8]、不安・緊張・抑うつ気分が強い場合には抗不安薬や抗うつ薬の投与を行う。それでも改善しない場合には心療内科専門医や精神科専門医に紹介することが重要である。

表1　Fenichel による心因性咳嗽の分類[2]

1.	呼吸器疾患の罹患を契機に咳嗽や自分の身体に注意が向くようになり、「囚われ」が起こったもの（神経症化）
2.	器質的疾患が軽快した後も咳嗽が条件づけられ、無意識のうちに咳嗽が感情の抑圧によって生じる内的緊張を和らげる「はけ口」となっているもの（ヒステリー機制）
3.	精神的葛藤・衝動が気道の過敏性，咳嗽などの身体症状に転換されているもの（欲求，衝動の身体的表現）
4.	人前で話をするとき、緊張をほぐし、声を出しやすくするための癖のような形で咳嗽が出るようになっているもの（チックの一種）
5.	習慣性咳払いが増強したもの（心理生理的条件付け）
6.	上記1〜5の組み合わせによって咳嗽が出るようになっているもの

表2　Somatic Symptom Disorder の DSM-5 の診断基準[1]

A.	苦しいあるいは日常生活の著しい妨げとなっている1つまたはそれ以上の身体症状
B.	次の少なくとも1つによって明らかにされる身体症状または健康上の関心に関連する過度の考え、感情あるいは行動
	1. 症状の重症度に関する不適切で持続的な考え
	2. 健康や症状に関する持続的な強い不安
	3. 過度の時間と労力をこのような症状や健康上の関心に費やす
C.	どの身体症状も連続性に存在するわけではないが、身体症状がでる状況は持続性である（典型的には6ヶ月以上）

文献

1. 吾郷晋浩：神経性咳嗽の暗示療法. 催眠研究. 1964; 9：45 46. 中村伸江, 山口道也, 桂載作：神経性咳嗽についての調査. 心身医 .1980;20：436-43

2. Fenichel O：The psychopathology of coughing. Psychosom Med, 1943; 5：181-4

3. Vertigan AE, Murad MH, Pringsheim T, et al：Somatic Cough Syndrome (Previously Referred to as Psychogenic Cough) and Tic Cough (Previously Referred to as Habit Cough) in Adult and Children：CHEST Guideline and Expert Panel Report. Chest.2015;148：24-31

4. Mastrovich JD and Greenberger PA：Psychogenic cough in adult：A report of two cases and review of the literature. Allergy Asthma Proc. 2002; 23：27-33

5. Wilkes J：ACCP Provides Updated Recommendations on the Management of Somatic Cough Syndrome and Tic Cough. Am Fam Physician. 2016;93：416

6. Imai E, Hirai K, Mikami Y, et al. An objective evaluation of nocturnal cough count and cough pattern in children with psychogenic cough Respir Investig2017;55:334-77.

7. Adamas RJ, Appleton SL, Wilson DH, et al：Associations of physical and mental health problems with chronic cough in a representative population cohort. Cough. 2009; 5：10 (エビデンスレベル C)

8. McGarvey LP, Carton C, Gamble LA, et al：Prevalence of psychomorbidity among patients with chronic cough. Cough, 2006; 2: 4. (エビデンスレベル C)

9. 藤森勝也、鈴木栄一、下条文武. 咳嗽と不安、抑うつとの関係. モダンフィジシャン 26、1745-1747、2006

10. 藤森勝也、下条文武. 遷延性・慢性咳嗽の鑑別診断と治療. 日本心療内科学会誌 10、217-224、2006

11. American Psychiatric Association：Diagnostic and Statistical Manual of Mental Disorders. 5th：DSM-5 ed. Washington, DC. American Psychiatric Association. 2013

6. 薬剤誘発咳嗽 (drug-induced cough)

1）疾患概念の背景

1980年代より高血圧、心疾患患者にカプトプリルが広く使用され、副作用としてアンギオテンシン変換酵素（angiotensin-converting enzyme: ACE）阻害薬による慢性咳嗽[1]が報告された。これが契機となり、薬剤が慢性咳嗽の原因となり得ることが認識されるようになった[2]。さらにACE阻害薬によるカプサイシン咳感受性の亢進[3]が証明され、ACE阻害薬誘発咳嗽が咳嗽の機序解明に繋がっている。咳嗽を誘発する薬剤はACE阻害薬のほか、カルシウム拮抗薬、DPP-4阻害薬であるシダグリプチンなどが報告されているが、その機序は不明なものが多い（表1）[4]。

現在のところACE阻害薬による薬剤誘発咳嗽の研究が最も進んでおり、本稿では主にACE阻害薬による薬剤誘発咳嗽について取り上げる。

2）病態

ACE阻害薬誘発咳嗽は、薬物の用量に関係なく感受性のある個体で発生する。その感受性にはACEおよびブラジキニン受容体の遺伝子多型との関連が示唆されているが、まだ完全には解明されていない[4]。気道におけるACEによりブラジキニン、サブスタンスPは分解される[3-5]（図1）ことから、咳嗽の発生はブラジキニンまたはサブスタンスPの蓄積に起因すると理解されている。カリクレインによってキニノーゲンから変換されたブラジキニンは、ACEによる急速な分解により半減期が短くなる。ACE阻害薬はこの分解を抑制してブラジキニン濃度が増加する[5,6]。モルモットでは、ブラジキニン吸入により咳反射は敏感になる[7]。ブラジキニンはまた、ホスホリパーゼA2を活性化して、ロイコトリエン、ヒスタミン、プロスタグランジンI2およびE2などのアラキドン酸誘導体の生成につながり、咳嗽、気管支平滑筋収縮、および鼻汁を引き起こす[5,6]。サブスタンスPは、アレルゲン曝露による誘発咳嗽に関与する[8]。最近のパイロット研究では、ニューロキニン1受容体拮抗薬、orvepitantは、慢性難治性咳嗽の患者の咳の転帰を改善した[9]。一方で、TRPV1阻害薬は慢性難治性咳嗽のカプサイシン咳感受性を改善させたものの、咳嗽数そのものを減少させなかった[10]。これらから慢性咳嗽の多様性と薬物治療における患者選択の重要性が示唆される。

3）臨床像

ACE阻害薬による咳嗽では乾性咳嗽、咽喉頭のむずがゆい感覚を呈する[11]。報告により発症率は様々だが、ACE阻害薬服用者の約10％に咳嗽を認める[4]。最初の服用から数時間で咳嗽が出現するが、数週から数か月後に出現することもある[12]。65歳以上の高齢者、女性のACE服用者に多い[13]。この年齢と性別の偏りは慢性咳嗽全体の疫学の結果と類似しており、慢性咳嗽に共通した病態が示唆されている[14]。メタ解析[15]では、東アジア人にACE阻害薬による咳嗽が多いことが示されているが、人種差はみられなかったとする報告[13]もある。ACE阻害薬誘発咳嗽の患者はカプサイシン咳感受性が亢進し、原因薬剤の中止により正常化する[11]。薬剤の投与中止により1～4週で改善することがほとんどだが、なかには咳嗽の改善に3か月要した例も報告されている[11]。またACE阻害薬を継続しているうちに咳嗽が自然軽快する例やACE阻害薬の再投与でも咳嗽が再燃しない例も報告されている[12]。よって副作用よりもACE阻害薬の利益が上回る場合は、ACE阻害薬の再投与も検討される。

アンギオテンシンII受容体拮抗薬（ARB）は、ACE阻害薬に比較して明らかに咳嗽の副作用は少ないことが報告されている。最近、喘息患者（特に重症例）においてACE阻害薬による咳嗽発生のリスクが高いことが報告され、著者らはブラジキニンによる気道過敏性亢進の関与を考察したが[16]、咳のみが惹起される現象からは気道過敏性よりも咳受容体感受性亢進の関与も想定される[17]。

4）その他

カルシウム拮抗薬は、咳嗽を直接トリガーするのではなく、下部食道括約筋を弛緩させ、食道のクリアランスを低下させ、胃食道逆流を誘発することで咳嗽を起こす機序が指摘されている[4]。アレルギー性鼻炎を有するシダグリプチン服用患者には、咳嗽の副作用が多いとする報告があるが、複数のRCTではプラセボと比較して咳嗽のリスクが増えることはなかった。さらに他のDPP-4阻害薬でもプラセボと咳嗽リスクは変わらなかった。喘息

表1　薬剤誘発咳嗽の原因薬と推定される機序（文献6より引用）

Drug	Route of administration	Clinical manifestation	Possible mechanisms
ACEI	Oral	Dry cough	Impaired degradation of bradykinin and substance P which mediated by ACE, causing enhanced cough reflex, accumulation of AA derivatives, nitric oxide production
Sitagliptin	Oral	Cough, rhinorrhea, dyspnea, wheeze	May aggravate underlying allergic conditions
Calcium channel blocker	Usually oral	Cough with or without reflux symptoms	May aggravate underlying reflux conditions
Fentanyl	IV	Cough, bronchoconstriction (usually in perioperative settings)	May inhibit central sympathetic tone and increase vagal tone
Latanoprost	Ophthalmic	Dry cough	Absorption of PGF2-α may enhance cough reflex in central nerve systems
Miscellaneous:			
Topiramate	Oral	Dry cough	Unknown
Phenytoin	Oral, IV	Nocturnal dry cough	Unknown
Methotrexate	Oral	Dry cough	Unknown
Mycophenolate mofetil	Oral	Dry cough	Unknown
Omeprazole	Oral	Dry cough, worsened at night	Unknown

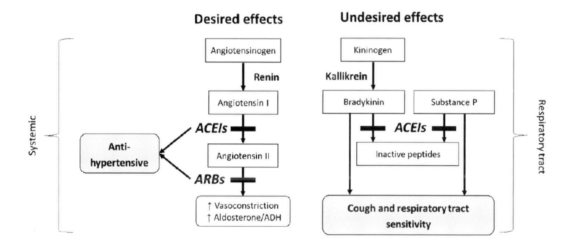

図1．アンギオテンシン変換酵素阻害薬の血圧（全身）および咳嗽（気道）に対する効果の機序

（文献6より引用）

アンジオテンシン変換酵素（ACE）は、アンジオテンシンⅠからアンギオテンシンⅡへの変換を仲介する。アンジオテンシンⅡ、ACEはまたブラジキニンとサブスタンスPの分解にも関与している。その結果、ACEの阻害は咳嗽の副作用を引き起こす。

患者由来の気道上皮細胞がIL-13で刺激されると、DPP-4が多く発現するため、アレルギー炎症における DPP-4 阻害薬の影響については今後の検討課題である[4]。

いずれもACE阻害薬誘発咳嗽ほどエビデンスが豊富ではなく、機序不明なことが多い。しかし新規治療薬が登場していく中で、ACE阻害薬がそうであったように、薬剤誘発咳嗽の症例報告が図らずも咳嗽の機序解明につながる可能性がある。服薬歴のある慢性咳嗽では、薬剤誘発咳嗽の可能性を常に認識しておく必要がある。

文献

1. Sesoko S, Kaneko Y. Cough associated with the use of captopril. Arch Intern Med. 1985;145(8):1524.

2. Morice AH, Millqvist E, Bieksiene K, et al. ERS guidelines on the diagnosis and treatment of chronic cough in adults and children. Eur Respir J. 2020;55(1).

3. Morice AH, Lowry R, Brown MJ, Higenbottam T. Angiotensin-converting enzyme and the cough reflex. Lancet. 1987;2(8568):1116-1118.

4. Shim JS, Song WJ, Morice AH. Drug-Induced

Cough. Physiol Res. 2020;69(Suppl 1):S81-S92.

5. Dykewicz MS. Cough and angioedema from angiotensin-converting enzyme inhibitors: new insights into mechanisms and management. Curr Opin Allergy Clin Immunol. 2004;4(4):267-270.

6. Packard KA, Wurdeman RL, Arouni AJ. ACE inhibitor-induced bronchial reactivity in patients with respiratory dysfunction. Ann Pharmacother. 2002;36(6):1058-1067.

7. El-Hashim AZ, Amine SA. The role of substance P and bradykinin in the cough reflex and bronchoconstriction in guinea-pigs. Eur J Pharmacol. 2005;513(1-2):125-133.

8. Sekizawa K, Ebihara T, Sasaki H. Role of substance P in cough during bronchoconstriction in awake guinea pigs. Am J Respir Crit Care Med. 1995;151(3 Pt 1):815-821.

9. Smith J, Allman D, Badri H, et al. The Neurokinin-1 Receptor Antagonist Orvepitant Is a Novel Antitussive Therapy for Chronic Refractory Cough: Results From a Phase 2 Pilot Study (VOLCANO-1). Chest. 2020;157(1):111-118.

10. Belvisi MG, Birrell MA, Wortley MA, et al. XEN-D0501, a Novel Transient Receptor Potential Vanilloid 1 Antagonist, Does Not Reduce Cough in Patients with Refractory Cough. Am J Respir Crit Care Med. 2017;196(10):1255-1263.

11. Dicpinigaitis PV. Angiotensin-converting enzyme inhibitor-induced cough: ACCP evidence-based clinical practice guidelines. Chest. 2006;129(1 Suppl):169S-173S.

12. Sato A, Fukuda S. A prospective study of frequency and characteristics of cough during ACE inhibitor treatment. Clin Exp Hypertens. 2015;37(7):563-568.

13. Brugts JJ, Arima H, Remme W, et al. The incidence and clinical predictors of ACE-inhibitor induced dry cough by perindopril in 27,492 patients with vascular disease. Int J Cardiol. 2014;176(3):718-723.

14. Morice AH, Jakes AD, Faruqi S, et al. A worldwide survey of chronic cough: a manifestation of enhanced somatosensory response. Eur Respir J. 2014;44(5):1149-1155.

15. McDowell SE, Coleman JJ, Ferner RE. Systematic review and meta-analysis of ethnic differences in risks of adverse reactions to drugs used in cardiovascular medicine. BMJ. 2006;332(7551):1177-1181.

16. Morales DR, Lipworth BJ, Donnan PT et al. Intolerance to Angiotensin Converting Enzyme Inhibitors in Asthma and the General Population: A UK Population-Based Cohort Study. J Allergy Clin Immunol Pract. 2021;9:3431-3439.e4.

17. Song W-J, Niimi A. Angiotensin converting enzyme inhibitors, asthma, and cough: relighting the torch. J Allergy Clin Immunol Pract 2021;9:3440-3441.

7. 注意すべき器質的気道疾患による咳嗽

1）中枢気道病変と慢性咳嗽

「狭義の」慢性咳嗽の定義として胸部単純X線などの一般検査や身体所見で原因を特定できない咳嗽が挙げられている。頻度は稀であるが、肺癌や結核が中枢気道に限局した場合や気道異物などの場合には、しばしば診断が困難で難治性となりうるため注意が必要である[1-3]。

「広義の」慢性咳嗽の原因となりうる中枢気道における器質的な疾患を表1に挙げる[1,2]。原因疾患は、悪性腫瘍によるものと非悪性腫瘍によるものに分けられる。頻度の高いものとして、肺癌、食道癌、甲状腺癌などの中枢気道への浸潤がある。この中で慢性咳嗽として診断に苦慮するのは原発性気管・気管支癌である。良性疾患によるものとしては、気管・気管支結核、気道異物、乳頭腫・軟骨腫などの良性腫瘍や気管チューブによる肉芽組織の形成、気管・気管支軟化症が挙げられる。

自覚症状としては、咳嗽の他に喘鳴、血痰、呼吸困難、嗄声などを伴うことがある。中枢気道には咳受容体が多いため、末梢気道病変に比較して咳嗽を生じやすい。吸気性または吸気・呼気性喘鳴・呼吸困難は、喉頭や近位側気管の高度の閉塞が疑われる。片側性に持続する呼気性喘鳴やそれに伴う呼吸困難は気道の末梢から遠位側気管にかけての限局性の閉塞を疑う必要がある。

診断に際しては、中枢気道病変のみの場合には胸部単純X線や血液検査では異常所見に乏しいことが多いため、気管支喘息、咳喘息や慢性気管支炎と誤診されることがある。そのためこれらの疾患としての治療に反応性が乏しい場合には、中枢気道狭窄を考慮する必要がある。喘鳴が労作や体動により増強する患者が気管支喘息として治療されていた場合も同様である。胸部CTによる気道狭窄や二次病変の検出は、早期診断に有用である。3D-CTや仮想気管支鏡を併用することによりさらに多くの情報を得ることが可能である。ただし画像診断には限界があることに留意する必要がある。呼吸機能検査では、気管までの中枢気道の閉塞によりフローボリューム曲線で気流量低下によるプラトー形成が惹起され台形を呈するのが特徴である[4,5]。喀痰における細胞診および抗酸菌の検索も早期診断の一助となるが、最終的には気管支鏡検査による気道内腔観察および生検などが確定診断に必要となる。

2）気管および気管支の腫瘍

原発性の気管腫瘍は稀である。成人では約90%、小児では10-30%が悪性腫瘍であり、扁平上皮癌と腺様嚢胞癌の頻度が高い。成人ではこれらで気管腫瘍の約2/3を、残りをカルチノイド、粘表皮癌、腺癌、小細胞癌が占め、良性腫瘍としては乳頭腫と軟骨腫が多いと報告されている[3,6-8]。いずれにしても腫瘍が小さい場合には無症状であるものの腫瘍が大きくなるにつれて咳嗽が出現するようになり、さらに気

表1　慢性咳嗽の原因となりうる主な器質的中枢気道病変

悪性腫瘍性疾患	非悪性腫瘍性疾患
原発性気管・気管支腫瘍	気管・気管支結核，喉頭結核
肺癌（扁平上皮癌）	気道異物
腺様嚢胞癌・粘表皮癌・カルチノイド	気管・気管支瘢痕狭窄
転移性気管・気管支腫瘍	気管チューブ・ステント，外科的吻合
肺癌・腎癌・乳癌・・大腸癌・	気管・気管支軟化症
肉腫・悪性黒色腫	再発性多発性軟骨炎
食道癌	気管・気管支軟骨異形成症
甲状腺癌	アミロイドーシス
喉頭癌	サルコイドーシス
縦隔腫瘍	乳頭腫
胸腺腫・甲状腺腫・胚細胞腫瘍	声帯麻痺
悪性リンパ腫	

注：文献1, 2より改変

管内腔が狭窄するにつれて喘鳴、血痰、肺炎などの随伴症状が出現し、高度の狭窄時には呼吸困難を伴う様になる。

上記のごとく疾患が進行するまで症状が出ないこと、病変が気道のみに限局した場合には胸部単純X線では異常所見を認めにくいことから、症状出現から診断まで時間がかかることがある。このため治療抵抗性の咳嗽を診た場合には、呼吸機能検査、喀痰細胞診、胸部CTなどを積極的に行い、気管・気管支における腫瘍性疾患の有無を確認する必要がある。

気道における悪性腫瘍として頻度の高い扁平上皮癌の特徴としては、50〜60歳代の喫煙男性に多いこと、粘膜に発育して潰瘍を形成しやすい傾向にあること、比較的早期から血痰を自覚しやすいことが挙げられる。腺様嚢胞癌は30〜60歳代に多く、喫煙との関連は少なく、粘膜下に発育し気管から主気管支に好発するといった特徴を有する。典型例においては気管内腔にポリープ状に突出する腫瘍を形成し、表面は平滑で壊死傾向は少なく、喘鳴、呼吸困難、咳嗽が主症状であり、進行が遅いため診断に至るまでに1〜2年と時間がかかることもある。気道における悪性腫瘍については外科的な治療のほか、放射線療法や化学療法のほかに、レーザー療法やステント留置による局所治療を必要に応じて考慮することとなる。

3）気管・気管支結核

気管・気管支結核とは、区域気管支より中枢の気管・気管支に病変を認め、肺病変に比較して気管・気管支病変が顕著なるものを指す。気管・気管支結核は左主気管支に多く、若年者に多く、女性が男性の2〜3倍多いといった特徴を有する。女性に多い理由としては気管支内腔が狭いことが一因とされているが、詳細は不明である。発症機序としては気管支粘膜への直接感染、肺病巣からの連続進展、気管気管支周囲リンパ節の腔内穿孔、血行性散布などがあげられている。

強い咳嗽が主な症状であり、さらに喘鳴、嗄声、呼吸困難、血痰などを伴うことがある。排菌量が多いだけではなくpatient's delay, doctor's delayの両方の要因により治療開始までの期間が5〜7ヶ月と長いため、周囲への感染拡大の危険が高い。このため慢性咳嗽を有する患者では本疾患に注意をは

らう必要がある[9,10]。副腎皮質ホルモンや免疫抑制薬を内服している場合などに合併しやすく、稀ではあるが気管支漏（ブロンコレア）を合併することもある。

気管支のみに病変が存在することは稀であり、肺結核を伴い胸部X線で右上葉や中葉の無気肺、浸潤影、小粒状影を認める場合が多い。ただし胸部X線では明らかな異常陰影や活動性陰影を認めない場合もあるため、3D-CTを含む胸部CTを活用して、気管・気管支狭窄、気道壁の不整、小粒状陰影などを早期に検出する必要がある。

喀痰や胃液などからの結核菌の検出と気管支鏡検査で気管支病変を同定することにより確定診断となる。疾患早期における内視鏡所見としては、粘膜の強い発赤、腫脹と粘膜内結節を、活動期には潰瘍形成とこれを覆う剥離困難な黄白色の壊死組織を認める。これが治癒過程に移行するとポリープ様に突出する乳頭状腫瘍に、瘢痕期に至ると扁平状、同心円状の狭窄に至る。ただし本症は菌量が多いため内視鏡検査に際しては十分な空気感染対策をとる必要がある。

治療としては通常の抗結核薬による標準治療の他に、必要に応じて狭窄病変に対するバルーン拡張術、気管ステント留置による気道の確保に加えて外科的な治療を考慮する。

4）気道異物

小児、特に3歳以下の乳幼児に多いのが気道異物である。成人では高齢者で多い。誤嚥しやすいものを年代別に列挙すると、乳幼児ではピーナッツをはじめとする豆類・食物、4歳以上では玩具類・文具類、成人では骨片などの食物の誤嚥、高齢者では義歯・歯冠が多い。高齢者の気道異物に関しては、老化や脳血管障害に伴う嘔吐反射や咳嗽反射の低下が原因として考えられている。異物の嵌入部位として右気管支が左気管支の2倍多いとされ、これは気管支分岐角度に由来するものと考えられている。

症状として、咳嗽発作、喘鳴、呼吸困難、発熱などがあり、異物誤嚥に伴い急性に発症した場合には診断は比較的容易であるが、乳幼児など誤嚥を伝えることができない場合や成人でも誤嚥を患者自身が気づいていない場合もある。長期に異物が残存した場合、過半数で肺炎や気管支拡張症を合併する[11-13]。呼吸音の減弱や往復性の喘鳴などを注意

深く聴取することは診断補助として有用である。

　画像診断にあたり、金属などのX線非透過性異物は胸部単純X線で容易に同定可能であるが、豆類などのX線透過性異物の診断は困難である。気道閉塞による末梢無気肺やチェックバルブ機構による末梢の限局性過膨張に注意しつつ、胸部CTを併用して注意深く検討する必要がある。

　気管支鏡は気道異物の確定診断だけではなく治療も可能である。しかし、長期遺残例においては異物が肉芽により被覆され内視鏡での直視が困難な場合もある。小児では全身麻酔下に硬性気管支鏡を、高齢者では軟性気管支鏡を用いることが多い。鰐口型やバスケット型などの種々の把持鉗子を用いるが摘出できない場合もあり、その場合にはバルーンカテーテルを閉塞部位より末梢に挿入し拡張させた上で除去することもある。

文献

1. Ernst A, Feller-Kopman D, Becker HD, et al. Central airway obstruction. Am J Respir Crit Care Med. 2004 Jun 15;169(12):1278-97. doi: 10.1164/rccm. 200210-1181SO.

2. Prakash UBS. Uncommon causes of cough: ACCP evidence-based clinical practice guidelines. Chest. 2006 Jan;129(1 Suppl):206S-219S. doi: 10.1378/chest.129.1_suppl.206S.

3. Kvale PA. Chronic cough due to lung tumors: ACCP evidence-based clinical practice guidelines. Chest. 2006 Jan;129(1 Suppl):147S-153S. doi: 10.1378/chest.129.1_suppl.147S.

4. Kryger M, Bode F, Antic R, et al. Diagnosis of obstruction of the upper and central airways. Am J Med 61: 85-93, 1976.

5. Pellegrono R, Viegi G, Brusasco V, et al. Interpretative strategies for lunf function tests. Eur Respir J 26: 948-968, 2005.

6. Gaissert HA: Primary tracheal tumors. Chest Surg Clin N Am 13: 247-256, 2003.

7. Macchiarini P: Primary tracheal tumors. The Lancet Oncol 7: 83-91, 2003.

8. 正岡昭, 水野武郎, 中前勝視:原発性気管腫瘍. 呼吸 3: 1370-1376, 1984.

9. 田村厚久, 蛇沢晶, 益田公彦, 他：気管支結核の現状 – 103例の解析 – 結核82:647-654, 2007.

10. 田中英明, 中井良一, 坂本浩子：胸部X線正常の気管支結核症. 気管支学　19: 19-24, 1997.

11. 石川雅子, 小林正佳, 萩原仁美, 他：喉頭・気管・気管支異物症例の臨床的検討. 日気食会報 55: 454-460-, 2004.

12. Mallick MS, Khan AR, Al-Bassam A: Late presentation of tracheobronchial foreign body aspiration in children. Journal of Tropical Pediatrics 51: 145-148, 2005.

13. 市丸智浩, 樋口修, 足立雄一, 他：小児における気管・気管支異物の全国調査結果 – 予防策の推進に向けて–. 日本小児呼吸器疾患学会雑誌 19: 85-89, 2008.

1. かぜ症候群後（遷延性）咳嗽 (post-infectious (prolonged) cough)

1) はじめに

「急性上気道炎」＝「かぜ症候群」あるいは気道感染の経過の中で、咳嗽以外の症状は改善したが、咳嗽が3週間以上遷延することがある。これが「かぜ症候群後咳嗽」＝「感染後咳嗽」である[1-3]。

2) 歴史

かぜ症候群（感染）後咳嗽 (post-infectious cough) の詳細は、1989年にPoeら[4]によって報告された。139例の8週間以上続く慢性咳嗽の原因疾患として、後鼻漏39例（28％）、喘息46例（33％）、胃食道逆流7例（5％）、かぜ症候群（感染）後15例（11％）、慢性気管支炎10例（7％）、心因性2例（1％）を挙げ、かぜ症候群（感染）後咳嗽の重要性を指摘している。

本邦では、1995年に初めて症例報告[5]され、次いで1997年にその臨床像が報告[6]された。かぜ症候群（感染）後咳嗽は、①かぜ症候群あるいは気道感染が先行し、咳嗽以外の他の症状は改善したが、主として乾性咳嗽が持続し、②胸部単純X線画像に異常がなく、③自然軽快傾向にある疾患、である。

かぜ症候群（感染）後咳嗽を遷延性・慢性咳嗽の原因疾患として主要と考える報告[4,7]と、主要ではないと考える報告[8]があり、欧米や本邦においても見解の相違が認められるが、実臨床においては、遷延性咳嗽の原因疾患としての頻度が高く、重要な疾患である。

3) 概念、定義

「かぜ症候群」は、上気道の急性炎症症状をきたす疾患の総称である。多くはウイルス感染であり、急性鼻・副鼻腔炎、急性咽頭炎、急性扁桃炎、急性喉頭炎まで含む概念とされる。80-90％はウイルス（インフルエンザウイルス、パラインフルエンザウイルス、RSウイルス、ライノウイルス、コクサッキーウイルス、エコーウイルス、コロナウイルス、アデノウイルス、ヒトメタニューモウイルスなど）が原因で、残り10-20％は、細菌（百日咳菌を含む）や肺炎マイコプラズマ、肺炎クラミジアなどの微生物が原因である[1,9]。特に小児領域では、ウイルス性気道感染が咳嗽の原因として多いが、94％が2週間以内に回復するとされ、遷延している場合では、百日咳が56％、肺炎マイコプラズマが26％、肺炎クラミジアが17％を占め、学童期以降では肺炎マイコプラズマや肺炎クラミジアの割合が高くなると報告されている[3,10]。

かぜ症候群の症状は、発熱、鼻汁、くしゃみ、鼻閉、流涙、咽頭痛、嗄声、咳嗽、頭痛、全身倦怠などである。通常数日から2週間程度で治癒に向かうが、一部の症例では、他の症状は改善したにも関わらず、咳嗽（主に乾性）のみが長引く徴候を示す。他の長引く咳嗽を来す疾患が否定され、かぜ症候群あるいは気道感染の後から咳嗽（主に乾性）のみが、3週間以上持続する病態を「かぜ症候群（感染）後遷延性咳嗽」とし、8週間以上持続する場合を「かぜ症候群（感染）後慢性咳嗽」と定義している。

4) 病態生理

原因微生物により異なる可能性があり、いまだ十分には解明されていない。気管支生検や喀痰検査では、非好酸球性気道炎症[11]、リンパ球性気管支炎の像を呈するとされる。生理学的には、カプサイシン咳感受性は一般に亢進しており、咳嗽が軽快・消失するとともに改善するとされている[12]。

一方、肺炎マイコプラズマによる咳嗽では、カプサイシン咳感受性は亢進していない[13]。気道上皮傷害によるC-fibers露出とここへの刺激がサブスタンスPなどのタキキニンを遊離し、irritant receptorsを介して咳嗽反射を起こすと推定されているが、詳細は不明である。また、肺炎マイコプラズマ感染症の喀痰に好酸球増加を認めることがあり、咳嗽の遷延と好酸球性炎症との関連を示唆する報告がある[14]。

かぜ症候群（感染）後咳嗽の推定される咳嗽発生

機序として、気道感染により、気道粘膜に存在する neutral endopeptidase の活性が低下し、気道局所に substance P が増加して咳嗽が発生する（麦門冬湯が有効）との考えがある[15,16]。また、気道感染により気道粘膜に存在するヒスタミン N－メチル基転移酵素活性が低下して、内因性咳嗽誘発物質のヒスタミン分解が障害され、咳嗽が発生するとの考え（ヒスタミン H1 受容体拮抗薬が有効）もある[17,18]。加えて、気道感染による気道上皮傷害、上気道・下気道の気道炎症が一過性気道過敏性亢進を引き起こす可能性も考えられる。かぜ症候群（感染）後咳嗽は、上気道としての鼻・副鼻腔の炎症の遷延や下気道の炎症が、咳受容体を直接刺激して咳感受性を持続的に亢進させ、気道過敏性を一過性に亢進させ、遷延・慢性化するとも考えられている[19]。さらに、咳受容体からの刺激は、求心性知覚神経を介して、咳中枢やその上位にある大脳皮質に影響する。求心性知覚神経過敏や一部中枢神経の関与（中枢性鎮咳薬が有効）が想定されており、post-viral vagal neuropathy、sensory neuropathic cough などの概念がある[3]。また、咳嗽が既存の胃食道逆流を悪化させ、咳嗽を遷延化させるとも考えられる[1-3]。さらに、ウイルスや細菌感染による咳嗽自体のメカニカルストレスが、気道上皮に炎症を惹起し、咳嗽を遷延化させるとの考えもある[1]。

（参考）
　1993 年にカプサイシン受容体としてクローニングされた迷走神経末端の transient receptor potential vanilloid receptor subtype1(TRPV1) が咳受容体の 1 つであり、気道炎症によって活性化され、サブスタンス P やニューロキニン A などの神経ペプチドが放出され、咳嗽出現および咳嗽持続に一役担っている[20,21]。

5) 臨床像
　中高年の女性に多い[6]。咳嗽の性状は、通常は乾性咳嗽である。咳嗽発生の時間帯は、昼間もみられるが、就寝前〜夜間、早朝に多い傾向があり[6]、咳喘息と鑑別を要することも少なくない。
　咳嗽持続期間は 3 〜 8 週間（遷延性）が多いが、8 週間以上（慢性）持続する場合もある[4,6]。
　病歴で重要な点は、病初期には、かぜ症候群に伴う諸症状がみられることである。周囲に同

様の咳嗽に悩む人がいることもしばしばであり、問診が重要である。身体所見では、胸部聴診上、強制呼出時でもラ音は聴取しない。その他、特記すべき所見はなく、咳嗽の原因となる他疾患を除外する。表 1 に問診と身体所見から推察される持続する咳嗽の原因疾患の鑑別を示す。
　検査成績（表 2）では、末梢血好酸球数、血清 IgE 値、スパイログラフィーと flow-volume 曲線に異常を認めない。ときに CRP 上昇ないし赤沈促進を示す。また、寒冷凝集素価の上昇、肺炎マイコプラズマ抗体価（PA 法、CF 法）の上昇を認める場合があり、肺炎マイコプラズマ感染症を示唆する。肺炎クラミジア抗体価（IgA）や百日咳抗体価（PT-IgG、EIA 法）が上昇する場合もみられる[12,22]。
　通常、喀痰細胞診では、好酸球は増加していない[6]が、肺炎マイコプラズマの持続感染により気道過敏性が亢進し、喀痰中に好酸球が増加し、咳喘息を発症した症例報告[23]がある。気道過敏性は亢進していない[24]。
　ただし、気道のウイルス感染後には、一過性に気道過敏性が亢進することが知られており、注意が必要である。前述したごとくカプサイシン咳感受性は一般的に亢進しているが、治療により改善し正常化する（図 1）。
　咳日記による咳点数とピークフローには、有意な相関関係は認められない[12]。

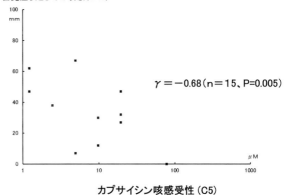

自覚症状としての咳嗽(VAS)

$r = -0.68 (n=15, P=0.005)$

カプサイシン咳感受性 (C5)

図 1　かぜ症候群後咳嗽と最終診断した症例の臨床経過中の咳嗽の VAS とカプサイシン咳感受性との関係

6) 診断
　かぜ症候群（感染）後咳嗽の診断で重要なことは、かぜ症候群あるいは気道感染が先行していることと、他の原因疾患を除外する問診、身体診察、検査を行うことである（表 1、2）。

[表１：ASAHI-N（旭－日本と記憶）（ACE inhibitor、smoking、allergy、heartburn、infection、nasal and paranasal sinus disease）に関して問診することが大切、身体診察では、postnasal drip、kyphosis、nasal voice、obesity、wheezes（p-know：「physical statusを知る」として記憶）に注意する][1]。

　かぜ症候群（感染）後咳嗽の診断の目安として、主に臨床研究における患者選択のための確定診断基準（表３）と一般臨床における一時診断基準（表４）の２つの診断基準を示す。かぜ症候群あるいは気道感染が先行し、咳嗽が３週間以上持続する場合で、胸部単純X線写真に異常所見を認めず、呼吸機能に異常所見がなく、気管支拡張薬が無効であれば、かぜ症候群（感染）後咳嗽の可能性が高くなる。さらに中枢性非麻薬性鎮咳薬、ヒスタミンH₁受容体拮抗薬、麦門冬湯で咳嗽がすみやかに改善すれば、かぜ症候群（感染）後咳嗽と診断される。ただし、咳嗽の原因となる慢性呼吸器疾患の既往がなく、後鼻漏、アレルギー性鼻炎、慢性副鼻腔炎、気管支喘息、咳喘息、アトピー咳嗽、喉頭アレルギー、慢性閉塞性肺疾患、胃食道逆流による咳嗽、ACE阻害薬内服、喫煙、環境中の刺激物による咳嗽、などの他疾患は原則として除外する必要がある。

（7）治療

　この咳嗽の多くは自然軽快・消失する[25,26]。しかし、咳嗽が長引く場合QOLを損ねる。また咳嗽が続くことによりメカニカルストレスにより、さらなる気道傷害を惹起すると考えられる[1]ので、治療が必要となる。薬物療法としては、中枢性非麻薬性鎮咳薬と麦門冬湯は有効である[27]。ヒスタミンH₁受容体拮抗薬は有効である[18]。そして、これら３剤を併用したカクテル療法は有効である[28]。肺炎マイコプラズマの持続する咳嗽には、中枢性非麻薬性鎮咳薬と麦門冬湯の併用が有効との報告[14]がある。

　中枢性非麻薬性鎮咳薬を使用する場合、注意が必要なこととして短期間の使用に限ることである。薬物依存・精神依存を引き起こさないように配慮する。

　吸入抗コリン薬（保険適応外）、吸入ステロイド薬（保険適応外）、経口ステロイド薬も有効であることが報告[29-31]されているが、吸入ステロイド薬に関しては有効でなかったとの報告もあり、第一選択薬として推奨できない。しかしながら、咳喘息への移行が疑われる場合は使用を試みる。また、ロイコトリエン受容体拮抗薬（LTRA）は、プラセボ群との比較で、かぜ症候群（感染）後咳嗽に対する有意な改善効果は認められず[32]、この咳嗽治療には

表１　遷延性・慢性咳嗽の問診　ASAHI-N（旭―日本）と身体診察（p-know）

	問診	有所見時、推論される疾患
A	ACE inhibitor内服の有無	ACE阻害薬による咳嗽
S	smoking（現在喫煙、過去喫煙）の有無	慢性気管支炎 喫煙による咳嗽
A	allergy（小児喘息、花粉症、アレルギー疾患の家族歴など）の有無	咳喘息 アトピー咳嗽 喉頭アレルギー
H	heartburn（胸焼け；QUEST問診票、Fスケール問診票）の有無	胃食道逆流による咳嗽
I	infection（家庭・学校・職場での感染症と地域での感染症の流行状況）の有無	感染症による咳嗽 感染（かぜ症候群）後咳嗽
N	nasal and paranasal sinus disease（鼻・副鼻腔疾患）の有無	鼻・副鼻腔疾患による咳嗽 後鼻漏による咳嗽
	身体診察	有所見時、推論される疾患
p	postnasal drip（後鼻漏）の有無	副鼻腔炎による咳嗽、後鼻漏による咳嗽
k	kyphosis（脊椎後弯）の有無	胃食道逆流による咳嗽
n	nasal voice（鼻声）の有無	鼻・副鼻腔疾患による咳嗽
o	obesity（肥満）の有無	胃食道逆流による咳嗽
w	wheezes（高調性連続音）の有無	気管支喘息（咳優位型喘息を含む）

咳優位型喘息は、症状の主体が咳嗽である気管支喘息（wheezesが聴取されることがある）

推奨できない。一方、長時間作用型の吸入抗コリン薬（LAMA）であるチオトロピウム（保険適応外）は、TRPV1 のカプサイシン刺激による活性化を抑制する[33]ことが示されており、今後の臨床的有効性が期待される[34]。生活面としては、うがい、飲水、飴玉などで喉を潤し、禁煙（受動喫煙含む）は言うまでもなく、飲酒や香辛料も控え、咳エチケット（マスク着用など）を指導する。

8）おわりに

　かぜ症候群（感染）後咳嗽は、3週間以上続く遷延性咳嗽の中で、最も頻度が高く、実臨床において重要である。気道感染が先行し、乾性咳嗽が長引く場合には、常に念頭に入れて対処すべきである。

表2　遷延性・慢性咳嗽の診断に役立つ臨床検査

検査項目	有所見時、推論される疾患
末梢血好酸球数（増加）	咳喘息、アトピー咳嗽、喉頭アレルギー
血清 IgE 値（上昇）	咳喘息、アトピー咳嗽、喉頭アレルギー
呼吸機能検査（末梢気道閉塞、閉塞性障害）	咳喘息
鼻汁好酸球検査（陽性）	咳喘息、アレルギー性鼻炎
喀痰細胞診検査（好酸球比率が有意に増加）	咳喘息、アトピー咳嗽
（好中球比率が有意に増加）	副鼻腔気管支症候群、気管・気管支結核
副鼻腔 CT 検査	鼻・副鼻腔疾患による咳嗽、後鼻漏による咳嗽

表3　かぜ症候群（感染）後咳嗽の診断基準（確定診断）

確定診断基準

１．治療前診断基準

１）かぜ症候群（発熱、鼻汁、くしゃみ、鼻閉、流涙、咽頭痛、嗄声、咳嗽など）
　　あるいは気道感染が先行し、咳嗽が3週間以上持続している

２）胸部 X 線写真に咳嗽の原因となる異常所見なし

３）呼吸機能に異常所見なし

４）咳嗽の原因となる慢性呼吸器疾患の既往がない

５）他の遷延性・慢性咳嗽の原因が除外される

後鼻漏、アレルギー性鼻炎、慢性副鼻腔炎、気管支喘息、咳喘息、アトピー咳嗽、喉頭アレルギー、慢性閉塞性肺疾患、胃食道逆流による咳嗽、ACE 阻害薬内服、喫煙、環境中の刺激物などの他疾患は原則として除外する

参考所見１：乾性咳嗽
参考所見２：強制呼出でラ音を聴取しない
参考所見３：喀痰検査で好酸球比率の増加を認めない。結核菌は陰性
参考所見４：末梢血好酸球数、血清 IgE 値に異常所見なし
参考所見５：呼気 NO 検査、気道過敏性試験に異常所見なし
参考所見６：肺炎マイコプラズマ、肺炎クラミジア、百日咳菌感染による遷延性・慢性咳嗽があり、抗原や抗体価測定
　　　　　　が望ましい

２．治療後診断基準
中枢性非麻薬性鎮咳薬、ヒスタミン H1 受容体拮抗薬、麦門冬湯、内服ステロイド薬、吸入ステロイド薬（保険適応外）、吸入抗コリン薬（保険適応外）などが有効
β2 受容体刺激薬は、咳嗽抑制に無効
治療後比較的すみやかに咳嗽が消失（4週間程度を目安）する

表4　かぜ症候群（感染）後咳嗽の診断基準（一時診断）

１．治療前診断基準
　　かぜ症候群（発熱、鼻汁、くしゃみ、鼻閉、流涙、咽頭痛、嗄声、咳嗽など）　あるいは気道感染が先行し、咳嗽が3週間以上持続している

２．治療後診断基準
　　中枢性非麻薬性鎮咳薬、ヒスタミン H1 受容体拮抗薬、麦門冬湯、内服ステロイド薬、吸入ステロイド薬（保険適応外）、吸入抗コリン薬（保険適応外）などが有効
　　β2 受容体刺激薬は、咳嗽抑制に無効
　　治療後比較的すみやかに咳嗽が消失（4週間程度を目安）する

文献

1. 藤森勝也編集．「咳の診かた、止めかた」．東京:羊土社: 2016: 1-247.

2. 日本咳嗽研究会、アトピー咳嗽研究会編集．「慢性咳嗽の診断と治療に関する指針（2005 年度版）」 金沢、前田書店：2006: 1-42.

3. 日本呼吸器学会咳嗽・喀痰の診療ガイドライン作成委員会編集．「咳嗽・喀痰の診療ガイドライン」東京、メディカルレビュー社 2019:1-169.

4. Poe RH, Harder RV, Israel RH, Kallay MC. Chronic persistent cough. Experience in diagnosis and outcome using an anatomic diagnostic protocol. Chest 1998: 95(4): 723-728.

5. 藤森勝也、桜井金三、吉住晶．通常の鎮咳薬で改善せず、麦門冬湯が有効であった postinfectious chronic cough の 1 例． アレルギー 1995: 44: 1418-1421.

6. 藤森勝也、鈴木栄一、荒川正昭．かぜ症候群後の慢性咳嗽の臨床像． アレルギー 1997: 46: 420-425.

7. Fujimori K, Suzuki E, Arakawa M. Clinical features of Japanese patients with chronic cough induced by gastroesophageal reflux. Allergol Int 1997: 46: 51-56.

8. Irwin RS, Curley FJ, French CL, et al. Chronic cough. The spectrum and frequency of causes, key components of the diagnostic evaluation, and outcome of specific therapy. Am Rev Respir Dis 1990: 141: 640-647.

9. 藤村政樹編集．慢性咳嗽を診る（改訂版）．東京：医薬ジャーナル社：2010

10. ニューロペプタイド研究会．こどもの咳嗽診療ガイドブック．東京：診断と治療社：2011:1-170.

11. Zimmerman B, Silverman FS, Tarlo SM, et al. Induced sputum: comparison of postinfectious cough with allergic asthma in children. J Allergy Clin Immunol 2000: 105: 495-499.

12. 藤森勝也、鈴木栄一、吉澤弘久、他．咳と感染症．アレルギー・免疫 2004: 11: 209-218.

13. Fujimura M, Myou S, Matsuda M, et al. Cough receptor sensitivity to capsaicin and tartaric acid in patients with Mycoplasma pneumonia. Lung. 1998: 176(4): 281-288.

14. 渡邉直人、牧野荘平．マイコプラズマ感染症の咳嗽に対する麦門冬湯の有効性に関する検討． 漢方医学 (Science of Kampo Medicine) 2017: 41(2): 116-118.

15. Jacoby DB, Tamaoki J, Borson DB, et al. Influenza infection cause airway hyperresponsiveness by decreasing enkephalins. J Appl Physiol 1998: 64: 2653-2658.

16. Chung KF, Lalloo UG. Diagnosis and management of chronic persistent dry cough. Postgrad Med J 1996: 72: 594-598.

17. Nakazawa H, Sekizawa K, Morikawa M, et al. Viral respiratory infection cause airway hyperresponsiveness and decrease histamine N-methyltransferase activity in guinea pigs. Am J Respir Crit Care Med 1994: 149: 1180-1185.

18. 藤森勝也、鈴木栄一、荒川正昭．かぜ症候群後慢性咳嗽に対するヒスタミン H1 受容体拮抗薬、オキサトミドの効果．アレルギー 1998: 47：48-53.

19. Undem BJ, Zaccone E, McGarvey L,et al. Neural dysfunction following respiratory viral infection as a cause of chronic cough hypersensitivity. Pulm Pharmacol Ther 2015: 33: 52-56.

20. Watanabe N, Horie S, Michael GJ, et al. Immunohistochemical co-localization of transient receptor potential vanilloid (TRPV)1 and sensory neuropeptides in guinea-pig respiratory system. Neuroscience, 2006: 141: 1533-1543.

21. Watanabe N, Horie S, Spina D, et al. Immunohistochemical co-localization of transient receptor potential vanilloid subtype 1 in the trachea of guinea pigs sensitized by ovalbumin. Int Arch Allergy Immunol 2008: 146(Suppl1): 28-32.

22. Robertson PW, Goldberg H, Jarvie BH, et al. Bordetella pertussis infection: a cause of persistent cough in adult. Med J Aust 1987: 146:522-525.

23. 藤森勝也、嶋津芳典、鈴木栄一、他．肺炎マイコプラズマ感染症が関与したと考えられ、プランルカスト水和物が有効であった咳型喘息の 1 例．気管支学 1998: 20: 439-442.

24. 藤森勝也、鈴木栄一、荒川正昭、他．慢性持続咳嗽の鑑別診断における気道過敏性検査の役割．アレルギー 1999: 48: 713-718.

25. Kwon NH, Oh MJ, Min TH, et al. Causes and clinical features of sub-acute cough. Chest 2006: 129: 1142-1147.

26. 藤森勝也、菊地利明　感染後咳嗽（かぜ症候群後咳嗽）

日内会誌 2020：109：2109-2115

27. Fujimori K, Suzuki E, Gejyo F. Comparison between Bakumondo-to and dextromethorphan hydrobromide in terms of effect on postinfectious cough. A pilot study. Jap J Oriental Med 2001: 51: 725-732.

28. 藤森勝也、嶋津芳典、鈴木栄一、他．かぜ症候群後咳嗽に対する麦門冬湯、オキサトミド、デキストロメトルファンの併用療法―予備的検討―　日呼吸会誌 1998: 36: 338-342.

29. Irwin RS, Boulet LP, Cloutier MM, et al. Managing cough as a defense mechanism and as a symptom. Chest 1998: 114: 133S-181S.

30. Irwin RS, Baumann MH, Bolser DC, et al. Diagnosis and management of cough executive summary: ACCP evidence-based clinical practice guidelines. Chest 2006: 129: 1S-23S

31. Holmes PW, Barter CE, Pierce RJ. Chronic persistent cough: use of ipratropium bromide in undiagnosed cases following upper respiratory tract infection. Respir Med 1992: 86: 425-429.

32. Wang K, Birring SS, Taylor K, et al. Montelukast for postinfectious cough in adults: a double-blind randomized placebo-controlled trial.Lancet Respir Med 2014: 2: 35-43.

33. Birrell MA, Bonvini SJ, Dubuls E, et al. Tiotropium modulates transient receptor potential V1 (TRPV1) in airway sensory nerves: a beneficial off-target effect? J Allergy Clin Immunol 2014: 133: 679-687.

34. Dicpinigaitis PV, Spinner L, Santhyadka G et al. Effect of tiotropium on cough reflex sensitivity in acute viral cough. Lung 2008: 186: 369-374.

IV. 遷延性・慢性咳嗽診断のフローチャート

1. 治療的診断

　国内のガイドラインは、原則として治療的診断を推奨している[1]。国際的にも同様である。治療的診断で重要な点は、①原因疾患として頻度の多い疾患、②治療薬の疾患特異性、③治療効果の即効性を統合して診断手順を決めることにある[2]。病歴と可能な範囲で実施した検査結果に基づき治療前診断を行っ

た後、治療前診断に対する特異的治療（表3）を実施し、それが奏効した場合に、導入治療を行い、咳嗽を完全に消失させる。咳嗽が消失した場合に、最終診断ができる。本邦における原因疾患の頻度（表1）と特徴的な症状（表2）を示す。治療的診断は、種々の検査の施行できない実地医療において有用である。その一方で、ガイドラインは同時にその問題

表1　本邦の慢性咳嗽の原因疾患の頻度（%）

著者（報告年）	症例数	CVA/BA	鼻炎/後鼻漏	GERによる咳嗽	COPD	AC	感染後咳嗽	SBS	不明
藤村（2005）	248	36		2		29		17	
松本（2007）	100	62		8		17	7	9	4
山崎（2010）	54	54		5	15		11	7	9
新実（2013）	160	71		4	8	8	2	2	
渡辺（2016）	111	46	2	2		5	14	1	30*

AC：アトピー咳嗽、BA：気管支喘息、CVA：咳喘息、COPD：慢性閉塞性肺疾患、GER：胃食道逆流、
SBS：副鼻腔気管支症候群、*内その他が19%

表2　遷延性・慢性咳嗽の原因疾患に特徴的な病歴

咳喘息（乾性咳嗽）	就寝時，深夜あるいは早朝に悪化しやすい．上気道炎，冷気，運動，喫煙，雨天および湿度の上昇などが増悪因子となる．一定の季節に症状が変動する症例がある．
アトピー咳嗽（乾性咳嗽）	中年以降の女性に多い．夜間から早朝，就寝時，起床時，夕方に症状が起きやすい．ほぼ全例に喉の異常感覚（イガイガ感）を訴える．受動喫煙，冷気，会話などによって誘発されやすい．咳嗽の出現時期に季節性を認めない．
副鼻腔気管支症候群（湿性咳嗽）	慢性副鼻腔炎の既往，合併．副鼻腔炎症状（後鼻漏，鼻汁，咳払い）．膿性痰．
胃食道逆流による咳嗽（乾性咳嗽）	食道症状（胸やけ，呑酸など）．会話時・起床直後・上半身前屈時の悪化，体重増加による悪化，亀背の存在．
喉頭アレルギー（乾性咳嗽）	咽喉頭異常感（痰のからんだ感じ，掻痒感，イガイガ感，ちくちくした感じの咽頭痛）
慢性気管支炎（湿性咳嗽）	現喫煙者の湿性咳嗽．
薬剤誘発咳嗽（乾性咳嗽）	原因薬剤開始後の咳嗽
感染後咳嗽	上気道症状が先行．徐々にでも自然軽快傾向．
後鼻漏による咳嗽（咳払い）	鼻副鼻腔疾患の既往，合併．後鼻漏，鼻汁，鼻すすり．

表3　遷延性・慢性咳嗽の各原因疾患に特異的治療

咳喘息	気管支拡張薬，ロイコトリエン受容体拮抗薬
アトピー咳嗽（乾性咳嗽）	ヒスタミンH1受容体拮抗薬
副鼻腔気管支症候群（湿性咳嗽）	14あるいは15員環マクロライド系抗菌薬
胃食道逆流による咳嗽（乾性咳嗽）	プロトンポンプ阻害薬，ヒスタミンH2受容体拮抗薬，消化管運動機能改善薬
喉頭アレルギー（乾性咳嗽）	ヒスタミンH1受容体拮抗薬
慢性気管支炎（湿性咳嗽）	禁煙．
薬剤誘発咳嗽（乾性咳嗽）	原因薬剤の中止

74

点も指摘している[1]。治療的診断の問題点として表4に示す点がある。症例によっては、有効な治療が開始されるまでに時間を要し、不要な治療薬が増える結果、患者の満足度が減ったり、治療アドヒアランスに影響する可能性がある。

なお、治療的診断を行う際には、肺炎、肺癌、肺結核、間質性肺炎、肺血栓塞栓症、心不全などの重篤化し得る疾患を見逃さないように注意する。

表4　治療的診断の問題点

1. 治療効果の判断基準が曖昧かつ主観的
   （治療期間と有効性の判断基準）
2. 特異的治療の特異度による偽陽性
3. 自然軽快する場合の疑陽性
4. 不十分な治療による偽陰性
5. 治療抵抗性の場合の疑陰性
6. 複数疾患の併発による偽陰性

1) 治療的診断のフローチャート

(1) 乾性咳嗽（図1）

乾性咳嗽の場合、気管支拡張効果の最も高いβ2刺激薬の経口投与と吸入投与を併用する。幸いにもわが国では咳喘息が最も多く、気管支拡張薬は咳喘息と気管支喘息のみに有効であり、治療効果の判定も1〜2週間で実施できるなど、上述の3条件を満たしている。気管支拡張薬が無効な場合には、咳喘息を否定して、アトピー咳嗽と一時診断する。2〜4週間の治療を実施して効果を判定する。無効であれば、アトピー咳嗽を否定し、胃食道逆流による咳嗽を疑って投薬する。

(2) 湿性咳嗽（図2）

本邦において慢性湿性咳嗽の大部分が副鼻腔気管支症候群である。問診、診察や画像検査によって、これに合致する所見を探す。合致する所見があれば、副鼻腔気管支症候群と治療前診断し、まず、14あるいは15員環マクロライド系抗菌薬を開始し、治療効果を判断する。無効であれば、副鼻腔気管支症候群を否定し、喫煙者であれば慢性気管支炎を、非喫煙者であれば気管支漏を疑う。最近、喀痰中の好酸球が増加する症例において、胸部CTにて気管支壁肥厚と小気管支に粘液栓を確認できれば、アレルギー性気管支肺真菌症や小気管支粘液栓症候群の可能性があることが報告された[3]。すなわち、14ないし15員環マクロライドが奏効しない湿性咳嗽では、喀痰中の好酸球をカウントし、胸部CTを詳細に確認する必要がある。

2．病態的診断のまとめ（表5）

慢性咳嗽の原因疾患の病態が明らかになりつつあり、逆に治療的診断の問題点も明らかになってきた。本来、疾患の診断は、病態に基づいて行われるべきであり、咳嗽診療においても、治療的診断から病態的診断へ脱却するタイミングに来ている。病態的診断においては、陽性所見が認められれば、①客観的かつ積極的に診断できる。②複数の原因疾患が併存していても個別に診断できる。③診断後早期に強力な治療が開始できる。

治療抵抗性の患者の存在[4]や期待される新薬であるgefapixant[5,6]も報告されるようになった。適切な病態的診断および強力な治療を行った上で、真に治療抵抗性であるかを見極めることが、今後の咳嗽診療において、益々必要になると考える。

表5　遷延性・慢性乾性咳嗽の病態的診断のまとめ

	気管支喘息	咳喘息	アトピー咳嗽	GERによる咳嗽
喀痰中好酸球	陽性	陽性	陽性	
気道可逆性試験	陽性			
気道過敏性試験	亢進			
メサコリン気管支平滑筋収縮による咳嗽反応性		亢進		
咳受容体感受性			亢進	
24時間食道pHモニター*				酸逆流あり

*NERDの場合は，24時間下咽頭食道インピーダンス検査

文献

1. 日本呼吸器学会咳嗽・喀痰の診療ガイドライン2019作成委員会．咳嗽・喀痰の診療ガイドライン2019. 東京：日本呼吸器学会；2019.

2. 日本呼吸器学会咳嗽に関するガイドライン第2版作成委員会．咳嗽に関するガイドライン第2版．東京：日本呼吸器学会；2012.

3. 藤村政樹，原丈介，大倉徳幸．慢性咳嗽の診断と治療の現状と将来展望（第2回）　慢性咳嗽の診断・治療．都薬雑誌．2019;41(11):9-13.

4. Gibson P, Wang G, McGarvey L, Vertigan AE, Altman KW, Birring SS, et al. Treatment of Unexplained Chronic Cough: CHEST Guideline and Expert Panel Report. Chest. 2016;149(1):27-44.

5. Abdulqawi R, Dockry R, Holt K, Layton G, McCarthy BG, Ford AP, et al. P2X3 receptor antagonist (AF-219) in refractory chronic cough: a randomised, dou-

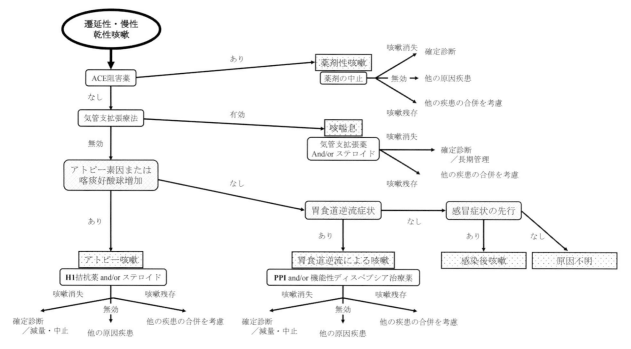

図1　遷延性・慢性乾性咳嗽の原因疾患の治療的診断

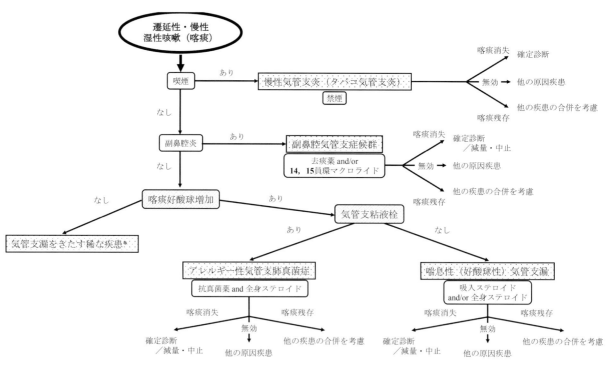

*気管支拡張症，膵嚢胞線維症，細気管支肺胞上皮癌，特発性気管支漏　など

図2　遷延性・慢性湿性咳嗽の原因疾患の治療的診断

ble-blind, placebo-controlled phase 2 study. Lancet. 2015;385(9974):1198-205.

6. Morice AH, Kitt MM, Ford AP, Tershakovec AM, Wu WC, Brindle K, et al. The effect of gefapixant, a P2X3 antagonist, on cough reflex sensitivity: a randomised placebo-controlled study. Eur Respir J. 2019;54(1).

Ⅴ. 咳反応低下症と諸問題

1. 疾患概念登場の背景

　社会の高齢化と共に肺炎死、なかでも誤嚥性肺炎による死亡が増加し、その病態生理において咳反応低下症が着目されてきた。それは誤嚥性肺炎の発症機序には加齢による嚥下機能の低下のみならず、咳嗽機能の低下も大きく関わってくるからである。つまり、誤嚥した気道内異物を喀出する仕組みを失うことが、肺炎の発症に直結するものと考えられる。

　関沢らは誤嚥性肺炎と咳反射の関係を調べるために、過去に誤嚥性肺炎をくり返している患者とそれに対する対照群でクエン酸吸入テストを行った[1]。平均年齢は対照群で78歳、誤嚥性肺炎群で80歳であり、対照群は脳血管性認知症のある患者を対象とした。図1に示すように、対照群でみられるクエン酸に対する咳反応は5例の誤嚥性患者全例で最高濃度のクエン酸でもみられなかった。上気道に存在する咳受容体そのものの反応性の低下を考慮する必要がある結果であった。

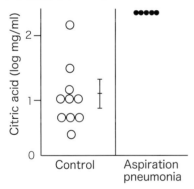

図1　老人性肺炎における咳反射

Sekizawa K, Ujiie Y, Itabashi S, Sasaki H, Takishima T
Lack of cough refrex in aspiration pneumonia
Lancet; 335:1228-1229, 1990

　同様な観察を新実らも比較的若く ADL が保たれている繰り返す肺炎患者において報告している[2]。平均年齢63歳の7例の患者群ではカプサイシンによる咳反射閾値は年齢・性別をマッチさせた対照群と比べて有意に高かった（p<0.0001）。注目すべきは、この報告の肺炎は誤嚥性肺炎には限らないことであり、咳反応の低下と肺炎の発症の関係は誤嚥性肺炎に限らず市中肺炎でも考慮が必要で、咳反応低下症とくり返す肺炎の間に密接な関係があると推測される。

2. 病態

1）生理的病態

　誤嚥性肺炎は嚥下反射と咳反射という2つの気道防御反射がいずれも障害されることにより発症する。通常の高齢者の経過としてこの2つの気道防御反射のうち、まず嚥下機能が障害されて、そのあとに咳反応が障害される。多くのフレイル高齢者の自然経過は「フレイル進行→嚥下機能低下→咳嗽機能低下→肺炎→死亡」と考えられている（図2）[3]。

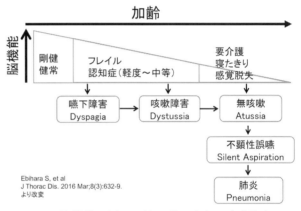

図2　脳機能の低下に伴う嚥下障害・咳嗽障害

　この中の咳嗽機能低下はその進行とともに Dystussia と呼ばれる不完全な咳反応の状態から、さらに進行する Atussia と呼ばれる刺激に対して全く咳の反応が起きない状態へと進行していく。嚥下障害が生じてから肺炎が起こるまでに約1年の咳反射が障害されていない期間があり、この期間は高齢者の誤嚥による慢性咳嗽が起きている期間である[4]。咳反応がさらに高度に低下した状態になって重篤な不顕性誤嚥が起き、誤嚥性肺炎が繰り返される。

　嚥下造影検査にて誤嚥が観察される患者はそうでない患者に比べて肺炎になるリスクが4倍との報告がある[5]。その誤嚥が重篤な大量な場合はリスクが10倍と増加するが、この誤嚥がその重症度の有無にかかわらず不顕性の場合はリスクが13倍となることが報告されている[5]。このことはいかに嚥下障害の程度よりも、咳障害の程度の方が肺炎に直結しているかを示唆している。咳嗽に関わる中枢神経回路の方が嚥下に関わる中枢神経回路より温存されやすい理由としては、咳嗽の中枢神経回路の多く

の部分が生命と直結している呼吸の神経回路とオーバーラップしているためと考えられる。

2）病理的病態

日本語の「不顕性誤嚥」という言葉は英語では2種類ある。1つは食事中に食物が気道に侵入しても、むせこみや咳嗽などの症状がないことを指す場合で、嚥下造影検査にて造影剤が気道に入ってしまっても何も症状がない場合である。もう1つは、夜間寝ている間に口腔内分泌物が雑菌とともに知らず知らずに気道に侵入していき、気道の異物感受性の低下によりそのままとなってしまう場合である。前者は silent aspiration という名称があり、後者も同様に silent aspiration と言われたり、また micro-aspiration と言われたりする場合もある。ただ嚥下機能と咳嗽機能両者が障害されて不顕性誤嚥となるという点で、この2つは違いがない。とりわけ不顕性という部分においてどちらも咳反応が低下していることが大きな特徴をなすと考えられる。

不顕性誤嚥により肺内へ入る分泌物などは少量のため、健常人では分泌物とともに肺内へ入った細菌は容易に処理され、肺炎は発症しない。しかし、10μl の唾液でも十分量の細菌を含んでおり、それらの細菌を含む分泌物を繰り返し誤嚥することにより、やがて肺における細菌処理能力を超えて肺炎が発症すると考えられる[6]。

明確に誤嚥性肺炎と診断がついた患者の喀痰培養結果を調査した結果、最も報告が多かったのが、ノーマルフローラ（normal flora）であった[7]。ノーマルフローラとは口腔内あるいは鼻腔内常在菌とみなされる菌で、α-Streptococcus、γ-Streptococcus、Neisseria spp.（淋菌、髄膜炎菌を除く）、Micrococcus spp.、Corynebacterium spp.（ジフテリア菌を除く）、コアグラーゼ陰性ブドウ球菌 CNS、Moraxella spp.（M.catarrhalis を除く）などである。この内、圧倒的優勢を誇るのは、α-Streptococcus、γ-Streptococcus であり、口腔連鎖球菌と呼ばれる菌である。近年、口腔連鎖球菌が誤嚥性肺炎の主たる原因菌を示唆する報告が多数なされている[8,9]。

感染症を体外から原因微生物がやってくる外因性感染症と、体内常在菌が何らかの原因で本来の常在部位から別の体内部位に移動すること（bacterial translocation）によって起こる内因性感染症に分類すると、不顕性誤嚥による誤嚥性肺炎の多くは口腔内常在菌による典型的な内因性感染症の1つであることが示唆される。

3．診断

1）一時診断

（1）治療的診断

絶食と口腔ケアを組み合わせることにより肺炎が改善されれば、それは不顕性誤嚥による肺炎つまり咳反応低下症による肺炎である可能性が高い。しかし、唾液誤嚥などが高度に存在する場合にはこのような処置によっても肺炎が改善しない場合も存在することに留意しなければならない。

（2）病態的診断

ADL の低い高齢者において繰り返す肺炎を見た場合は本症の可能性を考える。また、食後の発熱や口腔内が不衛生であることなどもそれを示唆する所見である。

2）最終（確定）診断

（1）治療的診断

摂食嚥下リハビリテーションによる嚥下機能改善と咳嗽機能の改善策を組み合わせることにより、肺炎の再罹患がなくなれば治療的診断となる。

（2）病態的診断

咳反応低下症による肺炎を疑ったときは、嚥下機能と咳嗽機能の両方を検査する必要がある。嚥下機能評価の簡便な方法としては、反復唾液嚥下テスト（Repetitive Saliva Swallowing Test: RSST）、改訂水飲みテスト（Modified Water Swallowing Test: MWST）、食物テスト（Food Test: FT）が用いられる。反復唾液嚥下テストは比較的状態が悪い患者にも行え、呼吸状態が安定している場合には水や食物を利用した改訂水飲みテストや食物テストが有用な評価法である。咳嗽機能の検査法としては、咳反射誘発試験とカフピークフロー測定検査がある。また、不顕性誤嚥の評価法としては嚥下反射測定などがある。詳しい検査としては、嚥下造影検査、嚥下内視鏡検査（鼻腔咽喉頭ファイバー）がある。

①反復唾液嚥下テスト

反復唾液嚥下テストでは、検者は指腹を患者の喉頭隆起に置き、唾を実際に嚥下するよう命じ、嚥下運動を観察する。患者に空嚥下（唾液嚥下）を反復してもらい、嚥下反射の随意的な惹起能力を評価する。口腔乾燥のある場合は人工唾液などで口腔を湿潤させてから空嚥下を行う。高齢者では30秒間に3回以上、空嚥下の反復ができることが正常の目安となり、2回以下だと誤嚥をしている者が多い。空嚥下の評価は嚥下とともに喉頭がしっかり挙上運動することで判断する[10]。

②改訂水飲みテスト

改訂水飲みテストは3 mlの冷水を口腔内に入れて嚥下を行わせ、嚥下反射誘発の有無、むせ、呼吸の変化を評価する（表1）。頸部聴診法・動脈血酸素飽和度測定を併用すると本検査の判定をより正確に行うことができる[10]。

③食物テスト (Food Test)

食物テストはプリンあるいは粥4 gを口腔内に入れ、改訂水飲みテストと同様に嚥下反射誘発の有無、むせ、呼吸の変化を評価する（表2）。本検査も頸部聴診法・動脈血酸素飽和度測定との併用で判定を

表1　改訂水飲みテストの判定

評点	症状
1点	嚥下なし、むせるまたは呼吸切迫を伴う
2点	嚥下あり、呼吸切迫を伴う（Silent Aspirationの疑い）
3点	嚥下あり、呼吸良好、むせまたは湿性嗄声を伴う
4点	嚥下あり、呼吸良好、むせない
5点	4点の症状に加え、追加嚥下運動（空嚥下）が30秒以内に2回可能

表2　フードテストの判定

評点	症状
1点	嚥下なし、むせるまたは呼吸切迫を伴う
2点	嚥下あり、呼吸切迫を伴う（Silent Aspirationの疑い）
3点	嚥下あり、呼吸良好、むせるまたは湿性嗄声や中等度の口腔内残留を伴う
4点	嚥下あり、呼吸良好、むせない。口腔内残留ほぼなし
5点	4点の症状に加え、追加嚥下運動（空嚥下）が30秒以内に2回可能。30秒以内に2回可能

より正確に行うことができる[10]。

④嚥下反射測定

蒸留水（1ml）を口蓋垂の高さまで挿入した経鼻カテーテル（8Fr）より注入し、蒸留水注入から嚥下運動が起こるまでの時間を嚥下反射の潜時として測定する。潜時が5秒以上かかるときは嚥下反射が遅延して夜間の不顕性誤嚥などが存在している可能性が高い[10]。

⑤咳嗽反射測定

刺激物をネブライザーで吸入させて咳嗽反射を誘発させる方法である。刺激物としてカプサイシンやクエン酸を使用するのが一般的である。誤嚥の有無の判別ではなく、気道防御反射の有無をみている。クエン酸法では最低5回咳が出るまで、0.03%から36%まで増加させる。4.5%のクエン酸でも咳が出なければ咳嗽反射が低下している可能性が高い[2]。咳反射が低下している場合は、誤嚥しているのに咳が出ない狭義の不顕性誤嚥を起こしている可能性が高く、肺炎予防上対処が必要となってくる[11]。

このほか咳誘発物質としてTRPV1アゴニストのカプサイシンを用いる方法や、酢酸を用いる方法がある。

⑥嚥下造影検査

透視下で造影剤を含んだ食物を摂取し、嚥下の様子を観察する方法である。バリウムなどが気管に入っても咳嗽が誘発されなければ、咳反応低下症による不顕性誤嚥の確定診断となる[12]。

⑦嚥下内視鏡検査

経鼻内視鏡を用いて嚥下の状態を観察する方法である。食物嚥下時にホワイトアウトが観察され、嚥下後咽頭や喉頭に食物が残っていなければ、嚥下機能が低下している可能性は低い。内視鏡などにて喉頭を刺激しても咳が誘発されなければ咳反応低下症の可能性が高い[13]。

４．治療

1）導入治療

摂食嚥下リハビリテーションと嚥下調整食や栄養ルートの検討などを組み合わせることにより、繰り返す肺炎に対応していく。

2）長期治療

咳反射を改善する方法がいくつか知られている。これらと誤嚥の予防策を組み合わせることが長期的な治療となると思われる。

（1）ACE 阻害薬

降圧剤である ACE 阻害薬の副作用に乾性咳嗽がある。この機序として咳の神経伝達物質と考えられるサブスタンス P の分解が ACE 阻害薬により抑制されることが想定されている [14,15]。これをドラックリポジショニングとして咳反応低下症の治療に使う。遺伝子多型の関係でアジア地域においてこの投与が肺炎の予防に効果的であるとの報告が多数ある [15-18]。

（2）口腔ケア

積極的に口腔ケアを行うことが低下した咳反射を改善させることが報告されている [19]。口腔ケアは嚥下反射も改善することが報告され、その両者の機序として口腔のブラッシングが大脳の島皮質を活性化することが想定されている。

5．その他

医師、看護師、言語聴覚士、薬剤師、管理栄養士等が共同して、摂食機能または嚥下機能の回復のために必要な指導管理を行った場合に算定できる「摂食嚥下支援加算」が 2020 年診療報酬改定時に新設された。当該患者について、月に 1 回以上、内視鏡下嚥下機能検査または嚥下造影を実施し、当該検査結果を踏まえて、リハビリテーション計画等の見直しに係るカンファレンスを週に 1 回以上行う。当該カンファレンスには、摂食嚥下支援チームの構成員のうち、医師、看護師、言語聴覚士、薬剤師、管理栄養士が参加することとなっている。繰り返す誤嚥性肺炎に対応するには、一人の医師の力のみでは効果が限られている。関連多職種で連携してチームとして取り組むことが重要である。

文献

1. Sekizawa K, Ujiie Y, Itabashi S, Sasaki H, Takishima T. Lack of cough reflex in aspiration pneumonia. Lancet. 1990 May 19;335(8699):1228-9.

2. Niimi A, Matsumoto H, Ueda T, Takemura M, Suzuki K, Tanaka E, Chin K, Mishima M, Amitani R. Impaired cough reflex in patients with recurrent pneumonia. Thorax. 2003 Feb;58(2):152-3.

3. Ebihara S, Sekiya H, Miyagi M, Ebihara T, Okazaki T. Dysphagia, dystussia, and aspiration pneumonia in elderly people. J Thorac Dis. 2016 Mar;8(3):632-9.

4. Mitchell SL, Teno JM, Kiely DK, Shaffer ML, Jones RN, Prigerson HG, Volicer L, Givens JL, Hamel MB. The Clinical Course of Advanced Dementia. New Engl J Med 2009; 361:1529-1538.

5. Pikus L1, Levine MS, Yang YX, Rubesin SE, Katzka DA, Laufer I, Gefter WB. Videofluoroscopic studies of swallowing dysfunction and the relative risk of pneumonia. AJR Am J Roentgenol. 2003; 180(6): 1613-6.

6. Nakagawa T, Sekizawa K, Arai H, Kikuchi R, Manabe K, Sasaki H. High incidence of pneumonia in elderly patients with basal ganglia infarction. Arch Intern Med. 1997 Feb 10;157(3):321-4.

7. Yamanda S, Ebihara S, Ebihara T, Yamasaki M, Arai H, Kohzuki M. Bacteriology of aspiration pneumonia due to delayed triggering of the swallowing reflex in elderly patients. J Hosp Infect. 2010 Apr;74(4):399-401

8. Noguchi S, Mukae H, Kawanami T, Yamasaki K, Fukuda K, Akata K, Ishimoto H, Taniguchi H, Yatera K. Bacteriological assessment of healthcare-associated pneumonia using a clone library analysis. PLoS One. 2015 Apr 15;10(4):e0124697.

9. Akata K, Yatera K, Yamasaki K, Kawanami T, Naito K, Noguchi S, Fukuda K, Ishimoto H, Taniguchi H, Mukae H. The significance of oral streptococci in patients with pneumonia with risk factors for aspiration: the bacterial floral analysis of 16S ribosomal RNA gene using bronchoalveolar lavage fluid. BMC Pulm Med. 2016 May 11;16(1):79.

10. Horiguchi S, Suzuki Y. Screening Tests in Evaluating Swallowing Function. JMA Journal 54(1): 31–34, 2011

11. Ebihara S, Saito H, Kanda A, Nakajoh M, Takahashi H, Arai H, Sasaki H. Impaired efficacy of cough in patients with Parkinson disease. Chest. 2003 Sep;124(3):1009-15.

12. 日本摂食・嚥下リハビリテーション学会医療検討委員会 嚥下造影の検査法（詳細版）日摂食嚥下リハ会誌 15（1）：76–95, 2011

13. 日本耳鼻咽喉科学会 嚥下障害診療ガイドライン 2018年版（DVD 付） 第 3 版 金原出版

14. Stark RD. Mechanism of cough with angiotensin-converting enzyme inhibition. Arch Intern Med. 1986 Jun;146(6):1227.

15. Overlack A.ACE inhibitor-induced cough and bronchospasm. Incidence, mechanisms and management. Drug Saf. 1996 Jul;15(1):72-8.

16. El Solh AA, Saliba R. Pharmacologic prevention of aspiration pneumonia: a systematic review. Am J Geriatr Pharmacother. 2007 Dec;5(4):352-62.

17. Reduction of risk of pneumonia associated with use of angiotensin I converting enzyme inhibitors in elderly inpatients. Okaishi K, Morimoto S, Fukuo K, Niinobu T, Hata S, Onishi T, Ogihara T. Am J Hypertens. 1999 Aug;12(8 Pt 1):778-83

18. Liu CL, Shau WY, Wu CS, Lai MS.Angiotensin-converting enzyme inhibitor/angiotensin II receptor blockers and pneumonia risk among stroke patients.J Hypertens. 2012 Nov;30(11):2223-9.

19. Watando A, Ebihara S, Ebihara T, Okazaki T, Takahashi H, Asada M, Sasaki H. Daily oral care and cough reflex sensitivity in elderly nursing home patients. Chest. 2004 Oct;126(4):1066-

VI. 難治病態

1. 難治病態に関する新たな概念と今後の課題

1) 疾患概念登場の背景

　一般人口における慢性咳嗽の罹患率は 4 〜 10％と報告されている[1,2]。咳嗽高次医療機関を受診した慢性咳嗽患者 323 名の 4 年間の後方視的追跡調査では、約 60％（193 名）で咳嗽症状の寛解がみられるものの約 20％（64 名）は 4 年後も日常的に咳嗽が持続しており、残りの約 20％（66 名）も頻度は多くないものの時折咳嗽を自覚していることが報告された[3]。慢性咳嗽の原因として、喘息／咳喘息、胃食道逆流症、上気道疾患（副鼻腔気管支症候群や後鼻漏など）による咳嗽の頻度が高いことが知られているが[4,5]、咳嗽高次医療機関に通院している患者の 20 〜 46％はガイドラインに基づいた原因疾患に対する治療を行っても咳嗽が遷延する治療抵抗性咳嗽 (refractory chronic cough: RCC) であるといわれている[6]。一方、集学的な評価にもかかわらず原因となりうる疾患が特定できない咳嗽は Unexplained cough(UCC) に分類される[7]。RCC と UCC はともに治療抵抗性の咳嗽を説明する用語であるが、咳嗽専門医は両者の違いを認識した上で診療する必要がある。

　慢性咳嗽は、咳受容体と求心性知覚神経線維の解剖学的局在に基づいて原因疾患を推定することにより診断と治療がなされてきた (anatomical diagnostic protocol)[8]。しかし、慢性咳嗽の原因となりうる疾患に罹患していても咳嗽症状を呈さない患者も多く、逆に原因として想定される疾患を十分に治療しても咳嗽が遷延する患者も存在する。このような事例は anatomical diagnostic protocol によるアプローチでは解決できないことから、咳嗽は疾患特異的病態とは別の病態生理によって生じていることが想定されるようになった。原因の有無によらない治療抵抗性の咳嗽の共通病態を説明する概念として cough hypersensitivity syndrome (CHS) の概念が提唱され[9]、世界中の多くの咳嗽診療のエキスパートたちがその概念の妥当性や意義に同意している[10]。

2) 病態

　CHS は、『低レベルの温度刺激、機械的・化学的刺激を契機に生じる難治性の咳嗽を呈する臨床症候群』と定義され、気道求心性知覚神経や中枢神経の過敏性亢進が病態の主因であると考えられている（図 1）[10]。

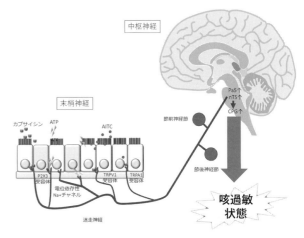

図 1　咳過敏状態の発症メカニズム
AITC：アリルイソシアネート、ATP：アデノシン三リン酸、nTS：孤束核、Pa5：傍三叉神経核、CPG：中枢パターン生成器

　気道求心性知覚神経の終末に存在する侵害受容体（TRPV1、TRPA1、P2X3 受容体など）の種々の刺激による活性化や、種々の刺激による気道求心性知覚神経の脱分極による電位依存性ナトリウムイオンチャネル（Voltage-gated sodium channels: VGSCs）の活性化などが気道求心性知覚神経の機能不全を誘起し、末梢神経性の咳過敏の病態形成に関わっていると考えられている[11]。気道求心性知覚神経からの刺激は延髄の孤束核（nucleus of the solitary tract: nTS）や傍三叉神経核（paratrigeminal nucleus: Pa5）を介して中枢パターン生成器（central pattern generators: GPG）に伝播する[11]。CPG の活性化が咳反射の遠心性神経の刺激となり、咳嗽が誘起される[11]。慢性咳嗽患者ではカプサイシンによって誘起される咳嗽が出そうな感じ（urge to cough）が健常人に比し低濃度で誘起され、頭部 functional MRI では右下前頭回や右前島皮質などが活性化されることが示されており、中枢性の咳過敏の存在を示している[12]。オピオイド

受容体[13]、NMDA 受容体[14]、GABA 受容体[14] に加えて、NK-1 受容体やα7 アセチルコリン受容体も中枢性の咳過敏状態に関与していることが想定されている[15]。

咳過敏状態の誘発因子には様々なものが想定されている[16]。例えば、2 型気道炎症は好酸球性気道疾患による咳過敏状態の誘発因子であるし、逆流（特に非酸逆流による airway reflux）や食道蠕動運動不全は咳過敏状態にみられる一般的な特徴であるとされる[16]。このように、咳過敏の誘因には多様性が認められ、それ故に病態生理学的に不明な点も多い。実際に、Long らが 250 名の RCC 患者と 56 名の健常人で行った検討によると、RCC 患者の 41.4％は TRPA1 のアゴニストであるアリルイソシアネート (AITC) と TRPV1 のアゴニストであるカプサイシンのどちらか、あるいは両方に対する咳感受性の亢進を認めた一方で、58.6％の RCC 患者ではどちらに対する咳感受性も亢進を認めなかったことが報告されている[17]。

3）診断

咳過敏状態を評価するための確立された診断方法はない。カプサイシンなどを用いた咳感受性試験を臨床研究の目的を兼ねて実施している咳嗽高次医療機関も一部あるが、一般の病院、クリニックで普及している臨床検査ではない。また、カプサイシンなどの咳刺激物質による咳感受性試験の慢性咳嗽患者と健常人の閾値も明確には示されておらず両群の重なりも大きい[17-19]。そもそも CHS の "hypersensitivity" はカプサイシンを含む特定の咳嗽誘発物質に対する感受性亢進で定義される概念でない。咳嗽モニターを用いた客観的な咳嗽回数の評価も臨床試験では行われるものの、咳嗽 visual analogue scale による咳嗽重症度、レスター咳質問票などによる咳嗽に関連する生活の質（咳嗽特異的 QOL）、Hull 気道逆流（HARQ）質問票による気道逆流症状の評価が一般臨床で実施できる咳過敏状態の評価ツールとなる。RCC/UCC 患者では冷気、乾燥した空気、香り、会話、食事などの通常は咳嗽を生じない軽微な刺激（Allotussia）により生じる咽頭のイガイガ感や urge to cough といった咽頭知覚過敏が咳嗽発作の出現前にみられることが多く、咳過敏状態の存在を示唆する所見である[20-22]。

日常診療では咳過敏状態の誘因となる treatable

traits を評価、同定することが咳過敏状態の診断や治療を行う上で重要である。例えば、呼気 NO 濃度（FeNO）は咳優位型喘息、咳喘息に伴う気道炎症の評価に利用でき（カットオフ値 29.2ppb、感度 60％、特異度 89.3％）[23]、抗炎症治療の効果予測に有用な可能性がある。特に患者がアトピー素因を有する場合に有用かもしれない（カットオフ値 31.1ppb、感度 71.3％、特異度 100％）[23]。また、治療介入前の血清総 IgE 低値（< 50IU/mL）は、夜間に遷延する吸入ステロイド（ICS）治療抵抗性の喘息・咳喘息による咳過敏状態を予測できるかもしれない（感度 87.5％、特異度 70.2％）[24]。しかし、FeNO が ICS やロイコトリエン受容体拮抗薬の喘息・咳喘息などの好酸球性気道疾患の咳に対する効果を予測するバイオマーカーとして有用とするエビデンスは確立されていない[16]。おくび、腹満感といった機能性ディスペプシア症状は咳喘息患者の咳 QOL を低下させるが[25]、機能性ディスペプシア症状を呈する胃食道逆流症患者の咳嗽に対してイトプリドなどの消化管運動機能改善薬が有用である可能性がある[5]。このことは胃食道逆流症が関与する咳嗽に対して機能性ディスペプシア症状が treatable trait であることを示しており、F スケールなどの胃食道逆流症を評価する問診票も咳過敏状態の評価に利用できる。

4）治療

原疾患の治療を十分に行っても咳嗽が遷延する場合、患者は真の咳過敏状態とみなされる。欧州呼吸器学会のガイドラインでは、咳過敏状態を呈する成人患者におけるオピオイド、ガバペンチン、プレガバリンなどの中枢神経系に調節作用のある薬剤（neuromodulators）の使用に対する見解が示されている[16]。低用量モルヒネ (5 〜 10mg ／日) は咳嗽重症度の軽減効果や咳嗽 QOL 改善効果がプラセボに比し優れているが、便秘や眠気などの副作用も問題視されている[13]。また、ガバペンチン（最大用量 1800mg ／日まで）は咳嗽重症度の軽減と咳嗽 QOL の改善に加え、客観的咳嗽回数の減少もプラセボに比し有意に認めた[26]。プレガバリンと言語療法 (speech therapy) の併用も咳嗽重症度の改善と咳嗽特異的 QOL の改善を認めたが、客観的咳回数ではプラセボに対する効果の優位性を示せなかった[27]。しかし、これらの薬剤はめまい、倦怠感、

認知機能の変化、嘔気、複視などの副作用がみられ、副作用による薬剤投与の中止はプラセボに比し2.3倍高率であったことが報告されている[16]。本邦では、ガバペンチン、プレガバリンともに慢性咳嗽に対する保険適応承認は得られていない。

咳嗽を制御する非薬物療法も実施が推奨されている。心理言語療法介入（physiotherapy/speech and language therapy intervention：PSLTI）は4つのコンポーネント（咳嗽に関する教育、咽喉頭の衛生管理、咳嗽のコントロール、心理療法）で構成される。咳嗽特異的QOLの改善や客観的咳嗽回数の減少をもたらし、効果は3カ月間持続した。副作用を認めないために積極的にPSLTIをRCC/UCC患者に取り入れることが推奨されているが[16]、言語療法士や心理士による専門的な知識や技術が必要であり、咳嗽に対するPSLTIの介入方法については確立されていないのが現状である。

現在、RCC/UCCに対する様々な薬剤の臨床試験が進行している（表1）[15]。TPRV1、TRPA1、TRPV4といったTRPファミリー受容体を標的とした拮抗剤のRCC/UCCに対する有効性を検討する臨床試験が行われていたが、いずれもプラセボに比し客観的咳嗽回数の有意な減少を認めなかった[15]。また、電位依存性ナトリウムイオンチャネル（Voltage-gated sodium channels: VGSCs）も治療標的として注目されている。非特異的阻害剤であるリドカインの咽頭スプレーが客観的咳嗽回数を減少させる可能性があるが[28]、吸入薬で開発がすすめられた新規VGSC阻害剤はRCC/UCCに対して明らかな有効性を認めなかった[15]。

一方で、求心性知覚神経終末にTRPV1などと同様に発現するP2X3受容体に対する阻害剤のRCC/UCCに対する有効性が報告されている。細胞の障害により生成されるATPはP2X3受容体を介して求心性知覚神経を刺激するが、P2X2/3受容体阻害剤であるgefapixantは第2a相の概念実証研究で1日600mgの内服でプラセボに比し75％の客観的咳嗽回数の減少をもたらした[29]。その一方で、gafapixant投与患者の全例で味覚障害を認めた[29]。その後の大規模第2b相試験では、1日50mgの内服でも投与開始後12週間後に有意な客観的咳嗽回数の減少を認め、味覚障害の発現率も48％まで減少した[30]。現在、第3相試験が世界中で実施されている。その他、P2X3受容体選択性の高い拮抗剤も開発が進められており[15]、最近eliapixant, sivopixantの第2a相試験の結果が相次いで報告された[31,32]。

中枢神経に発現するNK-1受容体やα7アセチルコリン受容体の阻害剤のRCC/UCCに対する効果も検討されている。α7アセチルコリン受容体阻害剤はRCC/UCCに対して有効性が示されなかったが[15]、中枢神経浸透性NK-1受容体拮抗剤であるorvepitantはプラセボに比し有意な鎮咳効果を示しており[33]、新たなRCCに対する治療薬として臨床試験が進行する可能性がある。

表1　RCC/UCCに対する新規候補薬剤

標的受容体	化合物（薬剤）名	筆頭著者名，雑誌名	結果
TRPV1	SB-705498	Khalid S et al, J Allergy Clin Immunol 2014	客観的咳回数の減少なし、咳特異的QOLの改善なし
	XEN-0501	Belvisi MG et al, Am J Respir Crit Care Med 2017	客観的咳回数の減少なし、咳特異的QOLの改善なし
TRPA1	GRC 17536		結果未公表（客観的咳回数の減少なし）
TRPV4	SB-2798745		臨床試験中止（客観的咳回数の減少なし）
P2X2/3	Gafapixant	Smith JA et al, Lancet Respir Med 2020	客観的咳回数の減少あり、咳特異的QOLの改善あり
P2X3	Sivopixant	Niimi A et al, Eur Respir J; in press	客観的咳回数の減少あり、咳特異的QOLの改善あり
	BLU-5937		結果未公表
	Eliapixant	Morice A et al. Eur Respir J 2021; in pressBAY-1902607	客観的咳回数の減少あり、咳特異的QOLの改善あり 結果未公表
電子依存性ナトリウムイオンチャネル	GSK2339345	Smith JA et al, Int J Clin Pharmacol Ther 2017	客観的咳回数の減少なし
α7アセチルコリン受容体	Bradiciline		結果未公表
中枢神経浸透性NK-1受容体	Orvepitant	Smith JA et al, Chest 2020	客観的咳回数の減少あり、咳特異的QOLの改善あり

5）その他

今後、RCC/UCC に対する治療アプローチは誘因となる原疾患の治療に加えて知覚神経・中枢神経過敏に対する治療が重要視されるであろう。知覚神経・中枢神経過敏に対する treatable trait の評価法の確立が今後の課題である。

文献

1. Song WJ, Chang YS, Faruqi S, Kim JY, Kang MG, Kim S, et al. The global epidemiology of chronic cough in adults: a systematic review and meta-analysis. Eur Respir J 2015; 45:1479-81.

2. Çolak Y, Nordestgaard BG, Laursen LC, Afzal S, Lange P, Dahl M. Risk Factors for Chronic Cough Among 14,669 Individuals From the General Population. Chest 2017; 152:563-73.

3. Kang SY, Song WJ, Won HK, Chung SJ, Kim JY, Park HW, et al. Cough persistence in adults with chronic cough: A 4-year retrospective cohort study. Allergol Int 2020; 69: 588-93.

4. Niimi A, Ohbayashi H, Sagara H, Yamauchi K, Akiyama K, Takahashi K, et al. Cough variant and cough-predominant asthma are major causes of persistent cough: a multicenter study in Japan. J Asthma 2013; 50:932-7.

5. Kanemitsu Y, Kurokawa R, Takeda N, Takemura M, Fukumitsu K, Asano T, et al. Clinical impact of gastroesophageal reflux disease in patients with subacute/chronic cough. Allergol Int 2019; 68:478-85.

6. Gibson PG, Vertigan AE. Management of chronic refractory cough. BMJ 2015; 351:h5590.

7. McGarvey L, Gibson PG. What Is Chronic Cough? Terminology. J Allergy Clin Immunol Pract 2019; 7:1711-4.

8. Irwin RS, Rosen MJ, Braman SS. Cough. A comprehensive review. Arch Intern Med 1977; 137:1186-91.

9. Morice AH. The cough hypersensitivity syndrome: a novel paradigm for understanding cough. Lung 2010; 188 Suppl 1:S87-90.

10. Morice AH, Millqvist E, Belvisi MG, Bieksiene K, Birring SS, Chung KF, et al. Expert opinion on the cough hypersensitivity syndrome in respiratory medicine. Eur Respir J 2014; 44:1132-48.

11. Keller JA, McGovern AE, Mazzone SB. Translating Cough Mechanisms Into Better Cough Suppressants. Chest 2017; 152:833-41.

12. Ando A, Smallwood D, McMahon M, Irving L, Mazzone SB, Farrell MJ. Neural correlates of cough hypersensitivity in humans: evidence for central sensitisation and dysfunctional inhibitory control. Thorax 2016; 71:323-9.

13. Morice AH, Menon MS, Mulrennan SA, Everett CF, Wright C, Jackson J, et al. Opiate therapy in chronic cough. Am J Respir Crit Care Med 2007; 175:312-5.

14. Chung KF. NMDA and GABA receptors as potential targets in cough hypersensitivity syndrome. Curr Opin Pharmacol 2015; 22:29-36.

15. Smith JA, Badri H. Cough: New Pharmacology. J Allergy Clin Immunol Pract 2019; 7:1731-8.

16. Morice AH, Millqvist E, Bieksiene K, Birring SS, Dicpinigaitis P, Domingo Ribas C, et al. ERS guidelines on the diagnosis and treatment of chronic cough in adults and children. Eur Respir J 2020; 55: 1901136.

17. Long L, Yao H, Tian J, Luo W, Yu X, Yi F, et al. Heterogeneity of cough hypersensitivity mediated by TRPV1 and TRPA1 in patients with chronic refractory cough. Respir Res 2019; 20:112.

18. Prudon B, Birring SS, Vara DD, Hall AP, Thompson JP, Pavord ID. Cough and glottic-stop reflex sensitivity in health and disease. Chest 2005; 127:550-7.

19. Fowles HE, Rowland T, Wright C, Morice A. Tussive challenge with ATP and AMP: does it reveal cough hypersensitivity? Eur Respir J 2017; 49.

20. Vertigan AE, Gibson PG. Chronic refractory cough as a sensory neuropathy: evidence from a reinterpretation of cough triggers. J Voice 2011; 25:596-601.

21. Hilton E, Marsden P, Thurston A, Kennedy S, Decalmer S, Smith JA. Clinical features of the urge-to-cough in patients with chronic cough. Respir Med 2015; 109:701-7.

22. Won HK, Kang SY, Kang Y, An J, Lee JH, Lee SM, et al. Cough-Related Laryngeal Sensations and

Triggers in Adults With Chronic Cough: Symptom Profile and Impact. Allergy Asthma Immunol Res 2019; 11:622-31.

23. Asano T, Takemura M, Fukumitsu K, Takeda N, Ichikawa H, Hijikata H, et al. Diagnostic utility of fractional exhaled nitric oxide in prolonged and chronic cough according to atopic status. Allergol Int 2017; 66:344-50.

24. Kanemitsu Y, Matsumoto H, Oguma T, Nagasaki T, Ito I, Izuhara Y, et al. Independent Factors Contributing to Daytime and Nighttime Asthmatic Cough Refractory to Inhaled Corticosteroids. J Investig Allergol Clin Immunol 2019; 29:30-9.

25. Kanemitsu Y, Niimi A, Matsumoto H, Iwata T, Ito I, Oguma T, et al. Gastroesophageal dysmotility is associated with the impairment of cough-specific quality of life in patients with cough variant asthma. Allergol Int 2016; 65:320-6.

26. Ryan NM, Birring SS, Gibson PG. Gabapentin for refractory chronic cough: a randomised, double-blind, placebo-controlled trial. Lancet 2012; 380:1583-9.

27. Vertigan AE, Kapela SL, Ryan NM, Birring SS, McElduff P, Gibson PG. Pregabalin and Speech Pathology Combination Therapy for Refractory Chronic Cough: A Randomized Controlled Trial. Chest 2016; 149:639-48.

28. Abdulqawi R, Satia I, Kanemitsu Y, Khalid S, Holt K, Dockry R, et al. A Randomized Controlled Trial to Assess the Effect of Lidocaine Administered via Throat Spray and Nebulization in Patients with Refractory Chronic Cough. J Allergy Clin Immunol Pract 2021; 9:1640-7.

29. Abdulqawi R, Dockry R, Holt K, Layton G, McCarthy BG, Ford AP, et al. P2X3 receptor antagonist (AF-219) in refractory chronic cough: a randomised, double-blind, placebo-controlled phase 2 study. Lancet 2015; 385:1198-205.

30. Smith JA, Kitt MM, Morice AH, Birring SS, McGarvey LP, Sher MR, et al. Gefapixant, a P2X3 receptor antagonist, for the treatment of refractory or unexplained chronic cough: a randomised, double-blind, controlled, parallel-group, phase 2b trial. Lancet Respir Med 2020; 8: 775-85.

31. Morice A, Smith JA, McGarvey L, et al. Eliapixant (BAY 1817080), a P2X3 receptor antagonist, in refractory chronic cough: a randomised, placebo-controlled, crossover phase 2a study. Eur Respir J. 2021 May 13:2004240. doi: 10.1183/13993003.04240-2020. Online ahead of print.

32. Niimi A, Saito J, Kamei T, et al. Randomised trial of the P2X3 receptor antagonist sivopixant for refractory chronic cough. Eur Respir J. 2021 Oct 14:2100725. doi: 10.1183/13993003.00725-2021. Online ahead of print.

33. Smith J, Allman D, Badri H, Miller R, Morris J, Satia I, et al. The Neurokinin-1 Receptor Antagonist Orvepitant Is a Novel Antitussive Therapy for Chronic Refractory Cough: Results From a Phase 2 Pilot Study (VOLCANO-1). Chest 2020; 157: 111-8.

2. 難治病態における真菌関連慢性咳嗽
(Fungus-associated chronic cough; FACC)

2009年に報告された真菌関連慢性咳嗽（Fungus-associated chronic cough; FACC[1,2]）は①慢性咳嗽、②喀痰真菌培養で環境真菌（特に糸状担子菌 filamentous basidiomycetes; f-BM）が検出される、③喉頭異常感"のどに痰が貼りついた感じ（a sensation of mucus in the throat; SMIT）"[3]を伴うことが多い、④抗真菌薬と環境整備が有効　からなる（一部改変）。おもにキノコをつくる真菌の仲間である f-BM は、屋外で最も高頻度に検出される環境真菌の1つである[4]。慢性咳嗽の難治化因子であることが示された f-BM[5] の検出頻度は、2009年の研究では、慢性咳嗽患者171名のうち39名（22.8%）[1]、2020年の研究では慢性咳嗽患者555名のうち真菌培養を実施しえた490名中138名（28.2%）、Unexplained chronic cough（UCC）患者114名中91名（79.8%）であった[6]。

1）病態

分子生物学的検討により31,000種類以上ある f-BM 担子菌の中でも、*Bjerkandera adusta*（ヤケイロタケ）[7]が、慢性咳嗽に重要な真菌の一つであることが明らかになってきた[8]。

B. adusta の検出頻度は、屋外環境真菌の第5位、屋内環境真菌の第3位という報告もある[9]。

一般的な担子菌の至適発育温度は25℃であるが、同真菌は4℃-37℃で無性性（asexual）に分節分生子を産生することができるため、人体の気道内に定着（colonize）して抗原性を発揮すると考えられる[10]。*B. adusta* の粗抗原をマウスに作用させると気管支肺胞洗浄液 BALF 中好酸球の集積が増強する[11]。*B. adusta* に感作された難治性咳嗽 Allergic fungal cough[7] では、同粗抗原を用いた即時型皮内テストとリンパ球刺激試験が陽性であるにもかかわらず血清特異的 IgE が検出されないため、気道局所でのアレルギー学的研究が待たれる。

2）臨床像

FACC 患者では、少量の透明粘稠な喀痰を認めることが多い。気道への真菌 colonization と関連の深い喉頭異常感"のどに痰が貼りついた感じ（SMIT）"[3]は、粘稠痰を払いのけようとする咳嗽を伴い FACC を疑う糸口になる。喉頭異常感に関しては Newcastle laryngeal hypersensitivity questionnaire (NLHQ) ニューキャッスル喉頭過敏質問票の日本語版（小川・新実版）[12]が有用である。FACC の発症は、屋外よりも屋内に増殖した f-BM と関連があるので、季節性や空調などにも留意が必要である。また、同居者が同じような SMIT を伴う慢性咳嗽を呈していることがあれば FACC を念頭に置きたい。

3）診断

喀痰や咽頭ぬぐい液から真菌を分離培養する。サンプリングにおいては、十分量の喀痰などの気道分泌物を PDA 培地やサブロー培地に直接吹き付けると検出率が高くなる。真菌培養にあたっては、10日以上の培養期間を設ける[13]。培地上に白色真菌（菌糸体：Mycelia）が検出された場合、f-BM である可能性があり、分子生物学的同定を試みる。培養の偽陰性を補う手法として"気道検体を用いた"リアルタイム PCR 検出系が構築されつつある[14]。

慢性咳嗽患者の気道検体から f-BM が検出された場合（f-BM colonization）、他に慢性咳嗽疾患のない pure な FACC の場合と、他の慢性咳嗽疾患の気道に colonize して増悪因子となっている場合がある。FACC には特徴的な血液学的所見はなく、胸部単純 X 線写真に異常を認めない。

呼吸機能検査は基礎にある慢性咳嗽疾患の病態を反映するが、pure な FACC では呼吸機能は正常で気管支拡張薬に対する可逆性を認めない。カプサイシン咳感受性は、喀痰真菌培養で *B. adusta* が検出された患者群は、検出されない患者群と比較して有意に亢進していた[15]。FeNO の上昇を伴いやすい気管支喘息と咳喘息を除外した慢性咳嗽患者の FeNO 値は、f-BM 陽性群で陰性群と比較して有意に高値を示した[6]。

また、慢性咳嗽患者に実施した 3D-CT を用いた解析では、f-BM colonization を認めた患者群では、f-BM のない患者群よりも有意に粘液栓 score が高く、気道壁肥厚が強かった[16]。

4）治療

（1）導入治療（症状を消失させるため）

　f-BM の除菌に関しては経験的に少量の抗真菌薬が用いられてきたが、抗真菌薬の適応外使用に関しては学会主導の臨床試験が望まれる。pure なFACC では、f-BM が際限なく供給されるような特殊な居住環境になければ、原因抗原である f-BM の気道からの除真菌だけで治癒する。f-BM の colonization により気道局所に惹起されたアレルギー炎症（好酸球性気管支炎）に起因する咳嗽には、ヒスタミン H1 拮抗薬や ICS が有効であるが、経口ステロイド薬が必要になることはまれである。

　一方、基礎に他の慢性咳嗽が存在する場合、f-BM の colonize に対する抗真菌治療を上乗せしながらも、基礎疾患に対しては本ガイドラインに準拠した治療が望まれる。治療は "抗真菌薬を主体とした薬物療法" と、"原因環境真菌の生態学（ecology）を基盤とする環境整備" で計画されるため、原因真菌の確定を試みずに抗真菌薬を用いる診断的治療は推奨されない。

（2）長期治療（長期コントロールが必要な場合）

　症状が消失しないときは漫然と投薬を続けてはならない。喀痰真菌培養で f-BM が繰り返し検出されるときは、居住環境に当該真菌の hot spot が存在する可能性を念頭に環境落下真菌調査を実施し、居住空間の f-BM の制御を計画する。

5）展望

　f-BM colonization を伴う慢性咳嗽患者には、一般的咳嗽治療が無効であるため、UCC や refractory chronic cough(RCC) と認識される可能性がある。このような症例では、Gabapentin[17] やpregabalin[18] などの neuromodulators が本来の有効性を発揮しえない可能性がある[19]。新規開発中の薬剤においても同様の懸念がある。このように、気道検体から f-BM の検出を試みないこと自体がf-BM colonizer を UCC/RCC と誤認する要因となりうるため、f-BM 検出の標準化は難治性咳嗽攻略のために必要な unmet needs といえる[20]。

文献

1. Ogawa H, Fujimura M, Makimura K, et al. Efficacy of itraconazole in the treatment of patients with chronic cough whose sputa yield basidiomycetous fungi—Fungus-associated chronic cough (FACC). J Asthma. 2009; 46:407-11.

2. Chowdhary A, Agarwal K, Meis JF. Filamentous Fungi in Respiratory Infections. What Lies Beyond Aspergillosis and Mucormycosis? PLoS Pathog. 2016 Apr 28;12(4):e1005491. doi: 10.1371/journal.ppat.1005491.

3. Ogawa H, Fujimura M, Makimura K, et al. Dealing with a sensation of mucus in the throat in chronic cough management. Respirology.2013; 18(4):732-3.

4. 小川晴彦、藤村政樹、槇村浩一.Mycelia の追究は "担子菌によるアレルギー性呼吸器疾患解明" への糸口.2016 アレルギー 65(10) 1277.

5. Ogawa H, Fujimura M, Makimura K, et al. The importance of basidiomycetous fungi cultured from the sputum of chronic idiopathic cough— A study to determine the existence of recognizable clinical patterns to distinguish CIC from non-CIC. Resp Med. 2009; 103:1492-7.

6. Ogawa H, Tone K, Makimura K. Investigation of Filamentous Basidiomycetes in the Airway Is the Third Unmet Need in the Management of Unexplained Chronic Cough in Adults Biomed Hub 2020;5:508611 (DOI:10.1159/000508611)

7. Ogawa H, Fujimura M, Makimura K, et al. Is *Bjerkandera adusta* important to fungus-associated chronic cough (FACC) as an allergen? Eight cases' report. J Asthma.2009;46:849-855

8. Yamaura M, Satoh K, Yamazaki T, Ogawa H, Makimura K. Specific detection of *Bjerkandera adusta* by polymerase chain reaction and its incidence in fungus-associated chronic cough. Mycopathologia. 2013;176(5-6):337-343

9. Sautour M, Sixt N, Dalle F, et al. Profiles and seasonal distribution of airborne fungi in indoor and outdoor environments at a French hospital. Sci Total Environ. 2009;407(12):3766-3771

10. Ogawa H, Fujimura M, Takeuchi Y, Makimura K. Possible roles of 2 basidiomycetous fungi in aller-

gic fungal respiratory disease. J Allergy Clin Immunol.2012;130(1):279-280

11. He M, Ichinose T, Yoshida S, et al. Aggravating effects of Asian sand dust on lung eosinophilia in mice immunized beforehand by ovalbumin. Inhal Toxicol.2012; 24(11):751-761

12. 小川晴彦、新実彰男：Newcastle laryngeal hyper-sensitivity questionnaire（NLHQ）日本語版完成のご報告（抄録）. 第19回日本咳嗽研究会（2017年10月28日）プログラム p.34

13. Ogawa H, Fujimura M, Ohkura N, Satoh K, Makimura K. Fungus-associated asthma: overcoming challenges in diagnosis and treatment. Expert Rev Clin Immunol.2014;10(5):647-656

14. Tone K, Ogawa H, Alshahni MM, Kuwano K, Makimura K. Real-Time PCR Detection of the Basidiomycetous Fungus *Bjerkandera adusta*: A Tool to Identify Itraconazole Responder Patients with Unexplained Chronic Cough. Respiration. 2019;97(1):84-91. doi: 10.1159/000492118. Epub 2018 Oct 19.PMID: 30343287

15. Ogawa H, Fujimura M, Ohkura N, Satoh K, Makimura K. Impact of *Bjerkandera adusta* colonization on chronic cough. Allergol Int.2014;63:499-500

16. Okumura K, Ogawa H, Yoshie Y, Nadamura T, Igarashi T, Tone K, Kozaka K, Koda W, Kobayashi S, Gabata T. Mucus plugs and bronchial wall thickening on three-dimensional computed tomography in patients with unexplained chronic cough whose sputum yielded filamentous Basidiomycetes. Eur Radiol. 2020 Feb 11. doi: 10.1007/s00330-020-06664-5.

17. Ryan NM, Birring SS, Gibson PG. Gabapentin for refractory chronic cough: a randomised, double-blind, placebo-controlled trial. Lancet 2012; 380:1583-9.

18. Vertigan AE, Kapela SL, Ryan NM, Birring SS, McElduff P, Gibson PG. Pregabalin and Speech Pathology Combination Therapy for Refractory Chronic Cough: A Randomized Controlled Trial. Chest 2016; 149:639-48.

19. Ogawa H, Tone K, Fujimura M, Makimura K. Central suppressant therapies in unexplained chronic cough patients whose sputum cultures yielded *Bjerkandera adusta*. Allergol Int. Jan;68(1):125-126. 2019

20. Irwin RS, French CL, Madison JM. Managing unexplained chronic cough in adults: what are the unmet needs? Lancet Respir Med. 2020(Published: February 25), https://doi.org/10.1016/S2213-2600(20)30083-7

VII. 今後検討すべき概念

小気管支粘液栓症候群（mucoid impaction of small bronchi syndrome, MISB syndrome）
（アレルギー性気管支肺真菌症（allergic bronchopulmonary mycosis, ABPM）

1）疾患概念登場の背景

Mucoid impaction of bronchi (MIB) は、アレルギー性気管支肺アスペルギルス症（allergic bronchopulmonary aspergillosis, ABPA）にみられる特徴的所見である。1977 年、Rosenberg と Patterson は診断のための大基準と小基準を提唱した[1]。大基準は気管支喘息を持つこと、胸部異常陰影があること、*Aspergills fumigatus* (Af) に対する即時型皮膚反応があること、血清 IgE が高値であること、Af に対する沈降抗体があること、末梢血好酸球増多があること、末梢気道が正常な中枢性気管支拡張があることである。2012 年、Knutsen らは ABPA の診断基準を改定したが、その中で中枢性気管支拡張とアスペルギルス族を含有する粘液栓に言及している[2]。Af に限らず広く環境真菌を対象とした ABPM においても気管支拡張と粘液栓がみられる局在は中枢気道であることが特徴である。「アレルギー性気管支肺真菌症」研究班によるアレルギー性気管支肺真菌症（ABPM）の臨床診断基準[3]を表 1 に示した。他方、重症喘息患者では半数以上に中枢気道ではなく、亜区域気管支を中心に粘液栓が観察されたという報告がある[4]。

最近、慢性咳嗽患者、とくに喀痰を伴う難治性慢性咳嗽患者の胸部 CT を詳細に読影すると、中枢気管支ではなく、亜区域気管支より末梢の小気管支に粘液栓を認める患者が少なくないことが気付かれ始めた[5]。すなわち、慢性咳嗽患者 463 名中、30 名（6.5%）に末梢気管支の粘液栓形成（MISB）が認められ、この小気管支の粘液栓は胸部 CT で気付かれるものであり、本邦のように胸部 CT が普及している現状では注意深く読影すれば多くの慢性咳嗽患者に認められる所見と考えられる（図 1）。

表 1　アレルギー性気管支肺真菌症（ABPM）の臨床診断基準[3]
（「アレルギー性気管支肺真菌症」研究班　編）

①喘息の既往または喘息様症状あり

②末梢血好酸球数（ピーク時）≧ 500μL

③血清総 IgE 値（ピーク時）≧ 417 IU/mL

④糸状菌に対する即時型皮膚反応あるいは IgE 陽性

⑤糸状菌に対する沈降抗体あるいは特異的 IgG 陽性

⑥喀痰・気管支洗浄液で糸状菌培養陽性

⑦粘液栓内の糸状菌染色陽性

⑧CT で中枢性気管支拡張

⑨粘液栓喀出の既往あるいは CT・気管支鏡で中枢気管支内粘液栓あり

⑩CT で粘液栓の濃度上昇（high attenuation mucus: HAM）

6 項目以上満たす場合に、ABPM と診断する。
●項目④、⑤、⑥は同じ属の糸状菌について陽性の項目のみ合算できる。●項目⑦の粘液栓検体得られず 5 項目を満たしている場合には、気管支鏡検査などで粘液栓を採取するように試みる。困難な場合には「ABPM 疑い」と判定する。

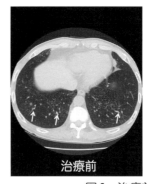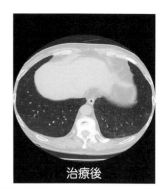

治療前　　　　　　治療後

図 1　治療前後の胸部 CT
治療前後の比較読影によって、小気管支粘液栓の存在が判明した（→）。

小気管支の粘液栓形成に関する報告は本邦以外にみられず、その病態は不明で確立したものではないが、咳嗽を扱う際に重要となる可能性があり、今後大いに検討されるべき課題として紹介する。小気管支粘液栓を認めた患者の特徴は下記の通りである。

1. 短期経口ステロイドにて一時的に軽快するが、すぐに増悪する（難治性）。

2. 膿性痰でも慢性気道感染症の原因細菌が同定されず、好酸球が存在する。ただし、以下にある

ように、真菌が同定されることがある。

3. 長期少量マクロライド療法が無効である。
4. 粘液栓は下葉の小気管支に多い。
5. 通常の真菌培養では真菌は同定されない場合が多い。
6. 全身ステロイド＋抗真菌薬（イトラコナゾール）が奏効する。

　以上のようにABPAに類似するため、アレルギー性気管支肺真菌症（allergic bronchopulmonary mycosis, ABPM）の範疇に含まれる可能性があるが粘液栓形成の部位が異なっており、この病態に関する認識と今後の積極的な臨床研究が必要である。

（2）病態
生理学性病態
　併存する咳嗽の原因疾患の病態を示すが、MISBそのものの生理学的病態は不明である。

病理学的病態
　喀痰中に好酸球がみられる。喀痰から慢性気道感染症を起こす細菌が培養同定されることが少ない。通常の喀痰真菌培養では真菌が同定されない場合が多い。そのほか、病理学的病態のほとんどは不明である。

（3）診断
一時診断（導入治療開始前）
治療的診断　なし
病態的診断　胸部CTにて小気管支の粘液栓形成を認める。一時期の胸部CTにて粘液栓が確認されなくても、治療による症状軽快後、または症状増悪時の胸部CTとの比較読影にて気管支粘液栓の消失（図1）、または出現を認める。
最終（確定）診断（導入治療成功後）
治療的診断　なし
病態的診断　抗真菌薬＋全身ステロイドによって、症状が消失するとともに、粘液栓の消失と気管支壁肥厚が消失した場合。

＊診断基準
1. 胸部CTにて気管支壁の肥厚と小気管支の粘液栓形成を認める。
2. 抗真菌薬＋全身ステロイドによって、咳嗽症状の消失と上記CT所見の改善を認める。

（4）治療
導入治療（症状を消失させるため）
　併発する咳嗽の原因疾患の治療に加えて、抗真菌薬（イトラコナゾール50mg　1日2回）＋全身ステロイド（デキサメタゾン2mg／日）を2～3週間投与する。

（5）自験例の治療成績
　2012年6月から2018年4月に七尾病院を初診した463例の慢性咳嗽患者の中に、30例の患者に胸部CTにて小気管支粘液栓を認めた。その30例の慢性咳嗽の原因疾患に関する病態的診断は以下の通りだった。

★併存した慢性咳嗽の病態的診断疾患
咳喘息（CVA）	3名
気管支喘息（BA）	1名
CVA＋BA	1名
CVA＋アトピー咳嗽（AC）＋BA	1名
副鼻腔気管支症候群（SBS）	4名
CVA+SBS	8名
AC＋SBS	2名
BA＋SBS	6名
CVA＋AC＋SBS	1名
CVA＋BA＋SBS	3名
無し	0名

　併存した原因疾患の治療に加えて、抗真菌薬＋全身ステロイドを投与した治療成績は下記の通りだった。

★治療成績
咳嗽　消失	26名
2/10以下	2名
5/10以下	2名
発見手遅れで重症化した症例（Figure 2）	
5/10を超える	0名

★長期治療（長期コントロールが必要な場合）
　症状軽快後は、全身ステロイドを徐々に漸減・終了し、その後抗真菌薬を終了する。しかし再燃する症例も少なくなく、その場合は導入治療を再開する。

★長期治療の成績　無し

(5) 今後の検討課題

　治療抵抗性で小気管支粘液栓を認める慢性咳嗽患者は確かに存在するが、その病態は現時点では全く不明である。気道に生着する真菌の同定、その真菌の由来（環境真菌）、その真菌に対する免疫反応の解明、また抗真菌薬やステロイド薬が有効性を示す機序の解明など、今後の検討課題が山積している。

文献

1. Rosenberg M, Patterson R.Rosenberg M, et al. Allergic bronchopulmonary aspergillosis: an emerging disease. J Chronic Dis.30:193-4.1977

2. Knutsen A , Bush R, Demain J, et al. Fungi and allergic lower respiratory tract diseases. J Allergy Clin Immunol 129(2):280-91, 2012

3. 松瀬厚人. アレルギー性気管支肺真菌症（アスペルギルス以外）. 呼吸器症候群（第3版）II. P91-99. 日本臨床. 2021.

4. Dunican EM, Elicker BM, Gierada DS, Nagle SK, Schiebler ML, Newell JD, Raymond WW, Lachowicz-Scroggins ME, Maio SD, Hoffman EA, Castro M, Fain SB, Jarjour NN, Israel E, Levy BD, Erzurum SC, Wenzel SE, Meyers DA, Bleecker ER, Phillips BR, Mauger DT, Gordon ED, Woodruff PG, Peters MC, Fahy JV. Mucus plugs in patients with asthma linked to eosinophilia and airflow obstruction. J Clin Invest 128:997-1009. 2018

5. 藤村政樹, 安井正英. 慢性咳嗽における気管支粘液栓（mucoid impaction of bronchi: MIB）の重要性. 第20回日本咳嗽学会学術講演会　2018　東京

専門医のための遷延性・慢性咳嗽の診断と治療に関する指針　2021 年度版
定価　1,980 円（本体 1,800 円＋税 10%）

発行日　　2021 年 12 月 20 日
発行者　　NPO 法人日本咳嗽学会
発行所　　株式会社前田書店
　　　　　〒920–0935　金沢市石引 1–14–4
　　　　　TEL 076-261-0055 FAX 076-261-0063
　　　　　https://www.maeda-shoten.com
印刷所　　株式会社山越
ISBN　978-4-944121-27-4　　C3047